W0413200

Inga Zeiß

So bleibt der Beckenboden fit

Inga Zeiß

So bleibt der Beckenboden fit

Inkontinenz wirkungsvoll vorbeugen und behandeln

DEUTSCHES GRÜNES KREUZ FÜR GESUNDHEIT

KILIAN

Die Ratschläge in diesem Buch sind von der Autorin und vom Verlag sorgfältig erwogen und geprüft, dennoch kann eine Garantie nicht übernommen werden. Eine Haftung der Autorin bzw. des Verlags für Personen-, Sach- und Vermögensschäden ist ausgeschlossen.

Bitte beachten Sie!
Das ganzheitliche Beckenboden-Training kann vielen Betroffenen helfen, Ihre Beschwerden zu lindern oder gar zum Verschwinden zu bringen. Wunder können aber selbst diese Übungen nicht vollbringen. Bei einigen Erkrankungen würde das Training aber mehr Schaden anrichten als Nutzen bringen. Beachten Sie bitte dazu die Hinweise auf Seite 26.
Dieser Ratgeber ersetzt keine ärztliche Diagnose und Therapie Ihrer Beschwerden. Sie sollten deshalb in jedem Fall vorher immer Ihren behandelnden Arzt oder Ärztin (Gynäkologen, Urologen) zur Rate ziehen. Bei einer Verschlimmerung der Beschwerden während des Trainings gilt dies ebenfalls.

Die Deutsche Bibliothek – CIP-Einheitsaufnahme

Ein Titelsatz für diese Publikation ist
bei Der Deutschen Bibliothek erhältlich.

1. Auflage 2001
© 2001 Verlag im Kilian, Marburg
Lektorat: Karin Schutt
Herstellung und DTP: BücherWerkstatt Alexander von Ertzdorff
Druck und Bindung: Fuldaer Verlagsagentur
ISBN 3-932091-57-4

Inhaltsverzeichnis

Vorwort

Etwa sechs Millionen Bundesbürger können ihre Blase nicht richtig kontrollieren: Sie leiden an Harninkontinenz. Nach Schätzungen urologischer Fachgesellschaften erkranken etwa zehn Prozent aller 60-Jährigen und bis zu 40 Prozent aller 80-Jährigen an dieser Form der Inkontinenz. Aber auch sehr viele jüngere Frauen, besonders in der Zeit nach der Geburt, haben Probleme mit ihrer Blase.

Trotz der Tatsache, dass das Thema »inkontinente Blase« zunehmende medizinische sowie psycho-soziale Bedeutung gewinnt, wird es immer noch sowohl von den Betroffenen selbst als auch von vielen ihrer Ärzte tabuisiert. Nur etwa 30 Prozent aller an Inkontinenz erkrankten Menschen sprechen mit dem Arzt über ihre Beschwerden. Daher stellt der Verlust der Blasenkontrolle für viele oft einen langen, peinigenden Leidensweg dar. Beschämung, Ekel vor dem eigenen Körper, zunehmende Unsicherheit bei der Verrichtung von Alltagstätigkeiten und psychische Unzulänglichkeitsgefühle sind dann manchmal so belastend, dass etwa 40 Prozent aller betroffenen Frauen deshalb ihre sexuellen Aktivitäten einstellen.

Die Ursachen der weiblichen Harninkontinenz sind vielfältig. Sie reichen von angeborenen Funktionsstörungen über geburtstraumatische Veränderungen und neurologische Erkrankungen bis hin zu altersdegenerativen Störungen.

Deutlich verbesserte Diagnose-Techniken zur Blasenfunktion und neue morphologische Untersuchungsverfahren, teilweise unter Verwendung von Ultraschall und Magnetresonanz-Tomographie (MRT), machen dabei fast immer eine sichere Differenzierung der verschiedenen Inkontinenzformen mit der entsprechenden Therapie möglich.

Grundlage jeder Therapie bei Inkontinenz sollte nach übereinstimmender Meinung aller Uro-Gynäkologen weltweit die Kräftigung des Beckenbodens sein. Dieser muskulär-bindegewebige Abschluss der Bauchhöhle gegen das knöcherne kleine Becken ist oft, besonders während Geburten oder durch Fehlbelastungen, Schädigungen ausgesetzt, die zum Verlust der Blasenkontrolle führen können.

Die Erfolge eines entsprechenden Beckenboden-Trainings sind laut Literaturangaben bei Frauen mit Harninkontinenz so ermutigend – 30 Prozent

Heilungen, deutliche Besserung bei 30 bis 60 Prozent und nur bei zehn bis 30 Prozent Nichtansprechen auf Gymnastik –, dass jeder eventuellen späteren invasiven Therapie eine mindestens sechsmonatige Beckenboden-Gymnastik vorangehen sollte. Wer also seinen Beckenboden mit Gymnastik regelmäßig fit hält, kann seine Beschwerden mit der Blasenkontrolle deutlich lindern, teilweise sogar ganz beseitigen und damit Operationen vermeiden helfen.

Frau Inga Zeiß, eine engagierte Lehrerin für Rückenschulung und Beckenboden-Gymnastik, präsentiert in dem hier vorliegenden Buch »Fitness für den Beckenboden« nicht nur eine Vielzahl wirksamer Übungen, sondern weckt auch das Verständnis für einen bewussteren Umgang mit diesem (Tabu-)Thema. Aufgrund unserer engen, nunmehr zehnjährigen Zusammenarbeit hatte ich Gelegenheit, die Ergebnisse Ihres Therapie-Konzepts zu überprüfen. Auch konnte ich sehr oft feststellen, dass viele Frauen im Laufe des Trainings ihre Lebensfreude und ihre oftmals verlorengegangene Lebensqualität wieder zurückgewinnen konnten.
Deshalb wünsche ich diesem wichtigen Büchlein, das erfreulicherweise den häufig anzutreffenden Bierernst ähnlicher Exponate vermissen lässt, viele interessierte Leser/innen und großen Erfolg.

Dr. med. Jens-Peter Weymar
Facharzt für Gynäkologie und Geburtshilfe

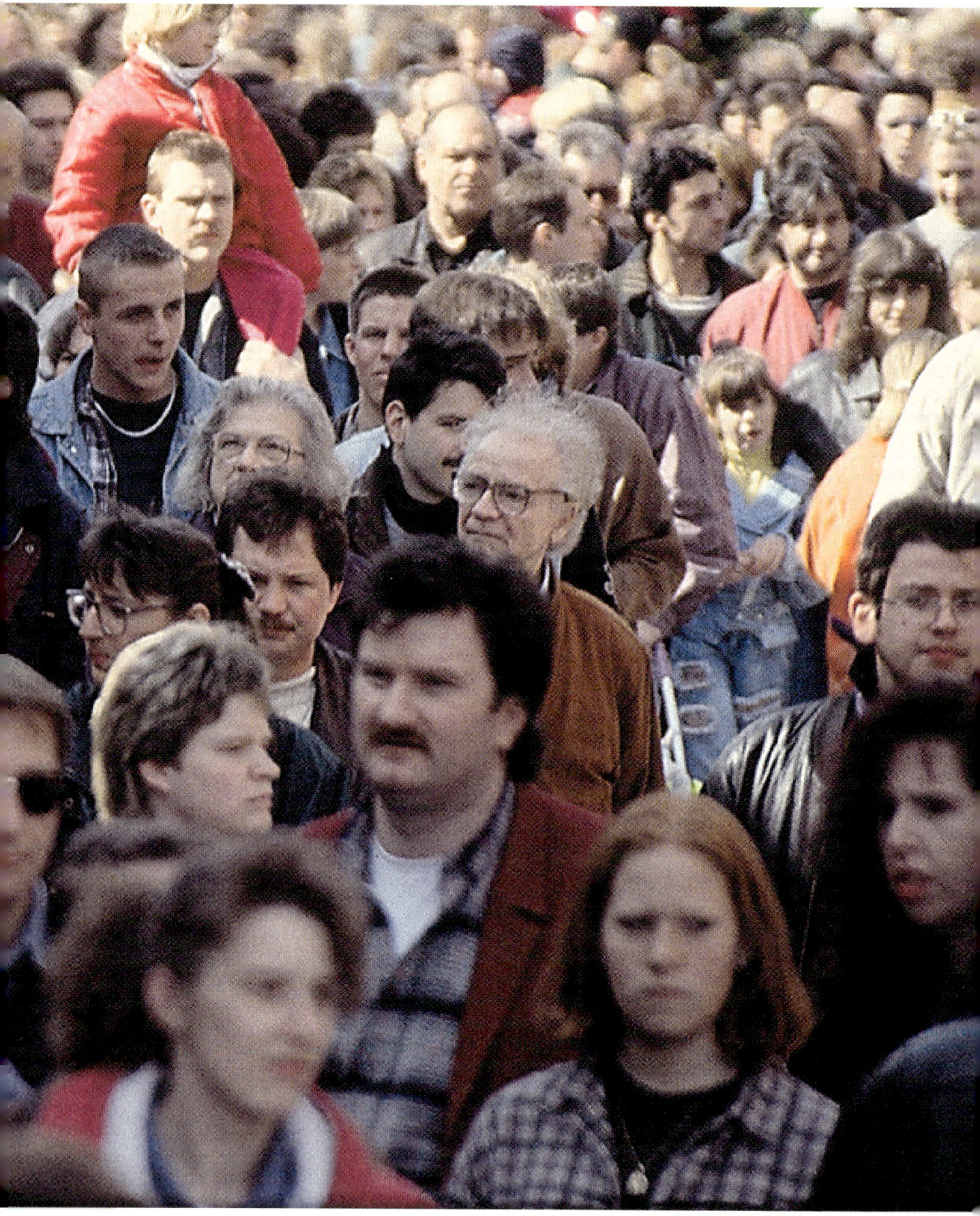

Kontrolle ist besser

Trotz ihrer Häufigkeit ist Inkontinenz noch immer ein Tabuthema und wird, solange der Leidensdruck nicht zu groß ist, oft selbst dem Arzt verschwiegen. Dabei gibt es eine natürliche Methode, dem Problem zu begegnen.

(K)ein peinliches Problem

Wenn das Wasserlassen unfreiwillig geschieht, reagieren viele Betroffene mit großen Schamgefühlen. Aus Angst und Pein, nicht ernst genommen zu werden, weil man nicht in der Lage ist, seine Absonderungen zu kontrollieren, verschweigen sie oft ihre Krankheit. Und gerade ältere Menschen fühlen sich nicht nur körperlich, sondern auch geistig auf die Stufe eines Kleinkindes herabgesetzt, wenn sie im Pflegefall auf andere Menschen angewiesen sind, die für ihre Sauberkeit sorgen müssen.

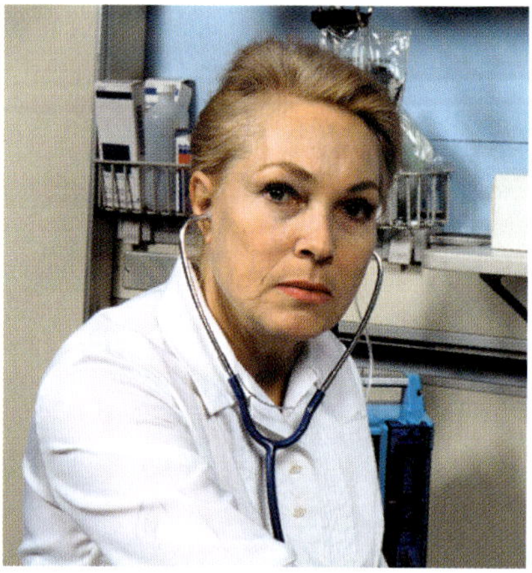

Erst wenn das Problem Inkontinenz zur Sprache gebracht wird, kann die Ärztin/der Arzt geeignete Therapien einleiten.

Besser reden als schweigen

Doch gerade bei diesem heiklen Thema tut Offenheit Not, um das Verständnis für eine Erkrankung zu wecken, die das alltägliche Leben nicht nur erschwert, sondern auch am Selbstwertgefühl der Betroffenen nagt. Wir leben heute in einer Zeit, in der ein solch intimes, für viele aber dennoch peinliches Problem zur Sprache kommen kann. Denn so besteht die Chance, geeignete Maßnahmen zur Vorsorge zu treffen, um Hemmungen und Gefühle der Hilflosigkeit abzubauen. Durch entsprechende Aufklärung und tägliches Training lernen die Betroffenen nämlich (wieder), dass sie sehr wohl in der Lage sind, für Besserung und Linderung ihres Zustands zu sorgen.

Das Problem beim Namen nennen und handeln

Schon die Wortwahl spielt eine entscheidende Rolle, wenn es darum geht, eine Krankheit zu beschreiben, die den Intimbereich des Menschen betrifft. Der medizinische Fachausdruck »Inkontinenz«, also unfreiwillige Harnabsonderung, ist dafür am besten geeignet. So kann Minderwertigkeitsgefühlen vorgebeugt und Missverständnisse können vermieden werden.
Der nächste Schritt besteht darin, sich so viel Wissen wie möglich über die Erkrankung anzueignen – auch das lässt Unsicherheiten und peinliche Situationen erst gar nicht entstehen.
Und nach der Theorie folgt die Praxis: Ein regelmäßiges, gezieltes Training, hat schon vielen Menschen mit Inkontinenz geholfen, ihre Beckenbodenmuskulatur aufzubauen und die Kontrolle über ihre inneren Funktionen wieder zu erlangen.

Mit dem vorliegenden Buch möchte ich Sie dabei unterstützen, mit diesem lästigen, aber keineswegs peinlichen Thema bewusster umzugehen. Sie erfahren darin alles Wissenswerte über die Entstehung und Behandlung der Inkontinenz. Und im Anschluss daran, stelle ich Ihnen mein Training zur umfassenden Stärkung der Beckenboden-Muskulatur vor. Durch jahrelange Erfahrung im Umgang mit Inkontinenz-Patienten kann ich Ihnen versichern, dass die Erfolge meines Gesundheitsprogramms für sich sprechen (siehe dazu die Erfahrungsberichte auf Seite 24) und, dass Sie Ihren Alltag wieder mit mehr Lebensfreude und Selbstbewusstsein genießen können.

Wenn starke Muskeln schwach werden

Unsere Nieren produzieren Urin, der ununterbrochen über die Harnleiter in die Blase tröpfelt. Dieser Vorgang läuft unbewusst ab, wir können ihn nicht wahrnehmen. Erst wenn die Blase gefüllt ist (ihr Fassungsvermögen beträgt etwa 0,3 bis 0,5 Liter), melden Nerven, die in der Blasenwand liegen, über Nervenbahnen dies dem Gehirn: das Gefühl des Harndrangs setzt ein.

Beim gesunden Menschen kann dieser Harndrang noch eine Weile unterdrückt werden, denn der äußere Harnröhrenschließmuskel lässt sich willentlich, also bewusst, betätigen. So kann die Entleerung der Blase verhindert werden. Sobald man dann den Gang zur Toilette antritt, läuft in unserem Körper folgendes ab:

Der äußere Harnröhrenschließmuskel wird durch einen willentlichen Impuls des Gehirns entspannt, gleichzeitig laufen für uns nicht wahrnehmbare Prozesse ab: Die Harnröhre entspannt sich und wird weiter, der innere Blasenschließmuskel öffnet sich und die Blase zieht sich zusammen. Dadurch kann sich die Blase entleeren.

Sobald dieses sensible Zusammenspiel der Muskel- und Nervenfunktionen aus dem Gleichgewicht gerät, kommt es zu Problemen: die Kontrolle der Blasenfunktion ist gestört (siehe Seite 31).

Wer ist davon betroffen?

Inkontinenz ist schon längst nicht mehr ein reines Problem älterer Frauen, auch bei Männern ist sie sehr verbreitet. Tatsache ist, dass mit dem Älterwerden die Häufigkeit, an Inkontinenz zu erkranken, steigt: während bei den 30- bis 40-jährigen Frauen zirka 15 Prozent betroffen sind, leidet bereits die Hälfte der über 60-Jährigen daran. Insgesamt sind in der Bundesrepublik Deutschland etwa sechs Millionen Menschen an Inkontinenz erkrankt.

Doch auch junge Frauen leiden an unfreiwilligem Harnabgang – oft nach schweren oder mehreren Geburten, die eine extreme Belastung der Beckenbodenmuskulatur darstellen. Hinzu kommt, dass das Bindegewebe und die Muskulatur bei Frauen nachgiebiger als bei Männern ist, weil sie für Schwangerschaften und Geburten dehnfähigeres Gewebe brauchen. Diese Faktoren sowie anatomische Besonderheiten des weiblichen Körpers (wie die Unterbrechung der Muskulatur durch die Vagina) machen den Beckenboden von Frauen anfällig für Schwächen.

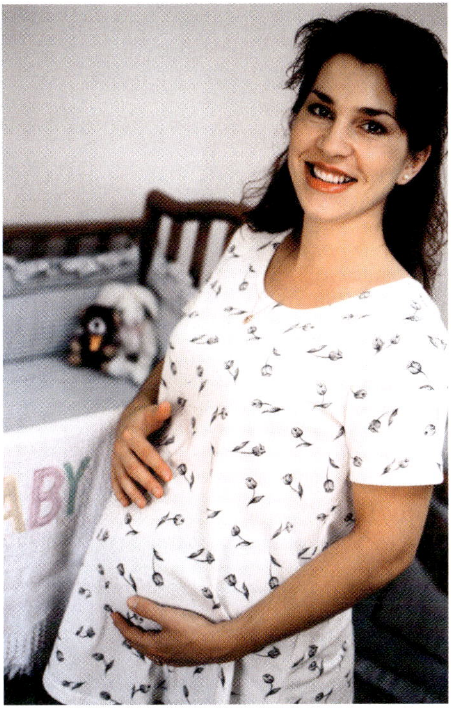

Arten und Ursachen der Inkontinenz

Nur ein Fachmann (Gynäkologe und Urologe) kann eine klare Diagnose stellen, um welche Art der Erkrankung es sich handelt, denn die möglichen Gründe für das unfreiwillige Wasserlassen sind nicht bei jedem gleich. Bei der Erstellung der Diagnose unterscheiden Mediziner folgende Arten und Schweregrade der Erkrankung:

- Die so genannte **Dranginkontinenz** zeichnet sich durch plötzlichen, nicht kontrollierbaren Drang aus, die Blase zu entleeren. Oft beginnt sie mit häufigem Wasserlassen. Die Ursachen dafür sind unterschiedlich: Entweder gibt das Gehirn unzureichende Impulse an die Blase, den Harn einzuhalten, was bei einer **Störung der Nerven im Gehirn** auftritt (wie beispielsweise durch einen Schlaganfall, jahrelangen Medika-

menten- oder Alkoholmissbrauch). Oder die Rezeptoren in der Blase melden dem Gehirn fälschlicherweise, die Blase sei gefüllt (wie zum Beispiel bei einer Blasenentzündung, -steinen oder -tumor).
Dranginkontinenz kann aber auch **psychisch bedingt** sein: Ohne organische Ursachen tritt sie bei seelischen Belastungen wie Aufregung oder Angst auf.

- Bei der **Reflexinkontinenz** kann die Blasenfunktion wegen einer Unterbrechung der entsprechenden Nervenbahnen vom Gehirn zur Blase nicht mehr willentlich gesteuert werden. Die Blase entleert sich wie beim Säugling reflektorisch, sobald sie gefüllt ist. Mögliche Ursachen der Unterbrechung der Nervenbahnen im Rückenmark können eine Querschnittslähmung oder ein Tumor sein.

- Die **Überlaufinkontinenz** (siehe Seite 33) entsteht durch eine Verengung der Harnröhre, ausgelöst durch einen Tumor oder eine vergrößerte Prostata bei Männern. Die Blase entleert sich nur noch, wenn durch den Harn der Innendruck so steigt, dass er am Hindernis vorbei gepresst wird. Lässt der Druck etwas nach, fließt der Restharn nicht ab. Das bedeutet, dass die Blase nie vollständig entleert wird. Durch die ständige Überdehnung der Blasenmuskulatur verliert sie die Fähigkeit, sich zusammenzuziehen. Infolgedessen kann sie sich nicht mehr von selbst entleeren, der Urin tröpfelt ununterbrochen.

- Die **Stressinkontinenz** kommt am häufigsten vor. Sie entsteht durch eine **Schwächung der Beckenbodenmuskulatur**. Stress wird in diesem Fall nicht durch psychische Komponenten, sondern durch einen erhöhten Blaseninnendruck ausgelöst. Man unterscheidet dabei verschiedene Schweregrade: **Grad 1**: Unfreiwilliger Urinabgang beim Niesen und Husten. **Grad 2**: Harnverlust beim Laufen, Treppensteigen und schwerem Heben. **Grad 3**: Inkontinenz im Stehen oder sogar im Liegen.

- Eine so genannte **Stuhlinkontinenz** kann mit zunehmendem Alter durch eine allmähliche **Erschlaffung des Afterschließmuskels** entstehen. Erste Anzeichen dafür sind, dass man nach der Darmentleerung den After immer häufiger abwischen muss, um eine Säuberung zu erreichen. Sie kann aber auch **nach Operationen** auftreten, bei denen der Schließmuskel verletzt wurde oder auch bei der Rückverlegung eines künstlichen Darmausgangs.

Wenn Sie unter Drang-, Überlauf- oder einer schweren Form der Stressinkontinenz leiden, sollten Sie in jedem Fall einen Arzt aufsuchen. Er kann die Ursachen ergründen und die entsprechende Therapie einleiten.

Was den Beckenboden belastet

Wenn die Muskeln des Beckenbodens über einen langen Zeitraum hinweg erhöhten Belastungen ausgesetzt werden, kann dies zu Stressinkontinenz führen. Auch eine Veranlagung zu schwachem Bindegewebe oder Östrogenmangel spielen dabei eine Rolle: beide Faktoren wirken sich auf das Geflecht an Muskelfasern im Beckenboden ebenfalls schwächend aus.
Zusammengefasst können folgende Faktoren zu einer Schwächung der Beckenbodenmuskulatur führen:

- Schwangerschaft(en) und Geburt(en);
- Bindegewebsschwächen;
- Fehlhaltungen wie Hohlkreuz und/oder Rundrücken;
- hormonelle Umstellungen während der Wechseljahre;
- schwere körperliche Arbeit, vor allem schweres Heben und Tragen;
- chronische Verstopfung;
- chronischer Husten;
- Übergewicht belastet nicht nur Gelenke und Bandscheiben, sondern vergrößert auch den Druck auf den Beckenboden und überfordert damit die Muskulatur.

Die Therapie

Nachdem die Diagnose erstellt wurde, rät der Arzt zu einer Therapie, die wiederum von der Art und dem Schweregrad der Inkontinenz abhängig ist. Je nach Ausprägung und Form stehen verschiedene therapeutische Verfahren sowie einige Hilfsmittel zur Verfügung.

In besonders schweren Fällen muss auch eine **Operation** in Erwägung gezogen werden: Bei **Stressinkontinenz**, die mit einer schweren Senkung oder gar einem Vorfall der Blase, Gebärmutter und/oder des Enddarms verbunden ist, können das/die Organ/e operativ angehoben werden. Dabei werden die Bänder, an denen die Organe aufgehängt sind, verkürzt.
In jüngster Zeit wurde in Schweden ein neues Verfahren entwickelt, das so genannte **Tension-free vaginal Tape (TVT)**. Unter örtlicher Betäubung wird eine spannungsfreie (= tension-free) Schlinge aus Kunststoff mit drei Schnitten unter die mittlere Harnröhre gelegt. Diese Schlinge verhindert bei Druckbelastung wie Husten oder Niesen das Absinken der Harnröhre und dichtet sie ab. Das Verfahren soll 80 Prozent der Operierten für mindestens fünf Jahre von der Inkontinenz befreien und bei weiteren zehn Prozent die Symptome lindern. Grundsätzlich ist diese Methode schonender als eine Anhebung der Organe, da sie ohne Bauchschnitt und Vollnarkose durchgeführt wird.
Zu den Hilfsmitteln, die den alltäglichen Umgang mit Inkontinenz erleichtern, gehören:

1. **Einlagen** und **Inkontinenz-Slips** sind für verschiedene Schweregrade der Harn- und/oder Stuhlinkontinenz in Apotheken und Sanitätshäusern erhältlich oder auch im Internet zu beziehen.

2. **Urinableitungssysteme** verhindern den Kontakt des Urins mit der Haut; es entsteht keine Geruchsbelästigung. **Für Frauen** wurden Auffangsysteme entwickelt, bei denen ein Kunststoffteil in die Vagina eingeführt wird und ein Teil die Harnröhre bedeckt. So kann der Urin aufgefangen und durch einen Schlauch in einen Sammelbeutel geleitet werden (wie beispielsweise das Incogn-System von InCare). **Für Männer** gibt es entsprechend selbsthaftende **Kondom-Urinale**, die über

den Penis gestreift werden und den Urin über einen Schlauch in den am Oberschenkel befestigten Auffangbeutel leiten (wie beispielsweise ein Anti-Reflux Kondom oder Kondomurinal).

❸ **Frauen** können vorübergehend **Pessare** benutzen, die in die Scheide eingelegt werden, um Blase, Harnröhre und Gebärmutter zu stützen. Dadurch wird die Lage der Harnröhre korrigiert und der Verschluss funktioniert wieder besser. Pessare können ganztags oder auch nur kurzzeitig in bestimmten Situationen getragen werden, bis die Beckenbodenschwäche behoben ist.

!

Der Arzt verschreibt diese Hilfsmittel, die der Fachmann anpassen muss. Die Kosten dafür wie auch für die Urinableitungssysteme werden von den Krankenkassen übernommen.

❹ Werden vom Arzt **Medikamente** verordnet, handelt es sich dabei um so genannte Alpha-Sympathomimetika. Diese erhöhen den Druck am Blasenhals und in der Harnröhre. Doch aufgrund der Nebenwirkungen sind sie sicherlich keine Dauerlösung.

❺ Tritt Stressinkontinenz bei Frauen das erste Mal während oder nach den Wechseljahren (Menopause) auf, so liegt das oft an der herabgesetzten Produktion weiblicher Hormone, den Östrogenen. Durch diesen Mangel bilden sich die Schleimhäute in der Harnröhre zurück. Pflanzliche oder homöopathische **Mittel, die die Östrogenbildung anregen** oder **Östrogene**, die in Form von Tabletten oder auch lokal in Form von Zäpfchen oder Salben verabreicht werden, können den Harnröhrenverschluss zwar wieder verbessern, doch auch eine Hormontherapie hat für viele Frauen Nebenwirkungen und sollte nur in Extremfällen unter ständiger ärztlicher Aufsicht durchgeführt werden. Wer keine Hormone zuführen möchte, dem hilft das Beckenboden-Training, die Beschwerden zu lindern oder ganz zum Verschwinden zu bringen. Und selbst wenn durch eine Hormontherapie eine vorübergehende Besserung eintritt, sollten die Muskeln des Beckenbodens dennoch gestärkt werden, um langfristige, dauerhafte Erfolge zu erzielen.

❻ Zur Behandlung von Stressinkontinenz hat sich das so genannte **Biofeedback-Training** bewährt. Dabei werden bestimmte Körperfunktionen mit Hilfe eines Geräts aufgezeichnet und damit sicht- und wahrnehmbar gemacht. So bekommen Patienten vom Biofeedbackgerät beispielsweise die Rückmeldung (= Feedback), ob die richtigen Muskeln betätigt und mit welcher Stärke sie angespannt wurden. Diese Methode ist insbesondere für Frauen geeignet, die kein oder nur sehr wenig Gefühl für die Muskulatur ihres Beckenbodens haben.

❼ Die **Elektrostimulation** über die Haut oder mittels vaginaler beziehungsweise analer Elektroden aktiviert neben den motorischen und sensiblen Nerven auch vegetative Fasern (siehe Abbildung unten). So wird einerseits ein passives Training des Beckenbodens ermöglicht, das bei der Stressinkontinenz dem Patienten eine innere Vorlage zur willentlichen Muskelanspannung bietet. Anderseits wird auch die Überaktivität des Blasenmuskels beeinflusst, was die Erfolge bei der Dranginkontinenz erklärt. Die kombinierte Anwendung der Elektrostimulation mit dem Beckenboden-Training und dem Biofeedback steigert den Therapieerfolg.

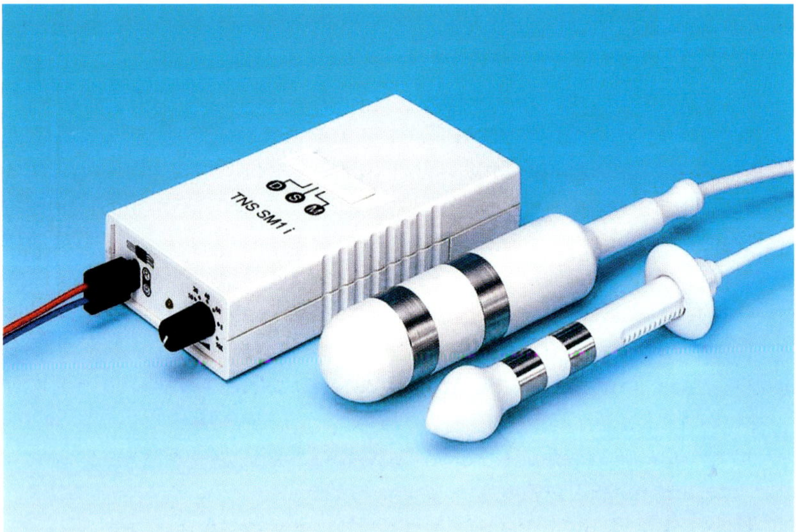

So werden schwache Muskeln wieder stark

Jeder Muskel des Körpers, dessen nervliche Versorgung nicht gestört ist, kann durch regelmäßiges Training fit und stark gemacht werden. Wer beispielsweise viel mit dem Fahrrad unterwegs ist, trainiert ganz verschiedene Muskeln: Waden- und Oberschenkelmuskeln werden straff, aber auch die Bauch-, Becken-, Arm- und Fußmuskeln werden gestärkt. In dem die Muskulatur immer wieder rhythmisch ange- und entspannt wird, baut sich nicht nur Muskelmasse, sondern auch Muskelkraft auf. Ein trainierter, kräftiger Muskel befindet sich in einem normalen Spannungszustand (Tonus), während der Tonus schwacher Muskeln herabgesetzt ist. Werden nun schlaffe, schwache Muskeln durch ein gezieltes, allmählich aufbauendes Training gestärkt, normalisiert sich auch der Tonus wieder.

Für wen ist das Training geeignet?

Jeder kann also etwas dafür tun, dass die Muskulatur allgemein und in diesem Fall speziell die des Beckenbodens wieder stark und leistungsfähig wird. Deshalb ist das Beckenboden-Training grundsätzlich für all diejenigen geeignet, die **vorbeugend** ihre Muskeln topfit halten möchten. Darüber hinaus ist es ein wirksames, natürliches Selbsthilfemittel für alle Frauen und Männer, die unter Harn- und/oder Stuhlinkontinenz leiden. Besonders empfehlenswert ist es für Frauen, bei denen

- eine Beckenbodenschwäche festgestellt wurde;
- eine Senkung der Blase, der Gebärmutter oder des Dickdarms festgestellt wurde;
- die Gebärmutter entfernt wurde;
- die Blase und/oder die Gebärmutter operativ angehoben wurden; sowie für Frauen,
- die das Gefühl haben, es fällt etwas aus ihrer Vagina heraus (Senkungsbeschwerden);
- denen nach dem Baden Wasser aus der Scheide läuft.

Je früher, desto besser

Wer schon im Anfangsstadium seiner Beschwerden mit dem Training beginnt, kann schnell spürbare Erfolge erzielen. Denn keine Muskelschwäche behebt sich von selbst. Im Gegenteil: ohne Training wird sie sich immer mehr verstärken. Und je kürzer der Zeitraum ist, in dem die Schwäche besteht, desto schneller lassen sich die Muskeln wieder aufbauen.

Und noch etwas ist wichtig: Bestand einmal eine Beckenbodenschwäche (außer direkt nach der Entbindung), so sollten Sie – auch nach Abklingen der Beschwerden – das Training dennoch weiterhin durchführen. Denn Muskeln, die nicht mehr trainiert werden, bilden sich schnell wieder zurück. Jeder, der schon einmal seine Muskeln aufgebaut und dann mit dem Training aufgehört hat, weiß das.
Ich möchte Sie mit dieser Aussage keinesfalls frustrieren, aber Sie sollten von Anfang an wissen, dass nur stetes Training dauerhafte Erfolge bringt. Ich hoffe vielmehr, dass die positiven Effekte und das Wohlbefinden, das sich nach dem Üben einstellt, Sie motivieren, mit dem Beckenboden-Training weiterzumachen. Natürlich ist es – zumindest in der ersten Zeit – nicht immer einfach, die nötige Disziplin für das regelmäßige Üben aufzubringen.
Vielleicht hilft Ihnen die Vorstellung, das Training als eine Art Körperhygiene zu betrachten, so wie das tägliche Zähneputzen, Duschen und Haarekämmen. Sie werden sehen: es wird Ihnen in Fleisch und Blut übergehen. Außerdem können Sie einige Übungen auch ganz nebenbei machen, wie beispielsweise im Supermarkt, wenn Sie in der Schlange stehen, beim Warten auf den Bus, im Büro am Schreibtisch... Und wenn Sie nachlässig werden, werfen Sie immer wieder Mal einen Blick in die Erfahrungsberichte auf Seite 24. Die geben Ihnen Mut und festigen Ihren Willen!

Spürbare Erfolge durch das Beckenboden-Training

Rein körperlich betrachtet, bauen sich durch das regelmäßige Beckenboden-Training schwache Muskeln wieder auf: Sie erlangen dadurch (wieder) eine **bessere Kontrolle** über die Ausscheidungsfunktionen Ihres Körpers, und die Beschwerden klingen ab. Das wirkt sich natürlich auch positiv auf Ihr **seelisches Wohlbefinden** aus: Sie werden feststellen, dass sich während des Trainings nicht nur Ihre äußere, sondern auch Ihre innere Haltung wohltuend verändert: Äußerlich sicht- und spürbar schreiten Sie aufrecht(er) durchs Leben – mit gestärktem Rücken und größerem Selbstbewusstsein. Aber vor allen Dingen können Sie Ihren Alltag wieder unbeschwert(er) genießen – das allein macht das Beckenboden-Training gerade für Menschen, die möglicherweise schon jahrelang unter Inkontinenz litten, zu einem wert- und wirkungsvollen Selbsthilfemittel (mehr dazu erfahren Sie auf Seite 37).

Grundsätzlich sollten Sie wissen, dass die Erfolgsaussichten von Grad und Dauer der Beckenbodenschwäche abhängig sind sowie von der Beschaffenheit Ihres Bindegewebes, vom Alter und natürlich von der Intensität des Trainings. Auf eine einfache Formel gebracht, bedeutet dies: Je kürzer die Zeit ist, in der Ihre Beckenbodenschwäche bereits besteht, je fester Ihr Bindegewebe, je jünger Sie sind und je intensiver Sie trainieren, desto schneller werden Sie einen deutlich spürbaren Erfolg erzielen. Aber unabhängig von diesen Umständen – denken Sie immer daran: Jeder Muskel, dessen nervliche Versorgung nicht gestört ist, kann wieder stark und leistungsfähig gemacht werden!

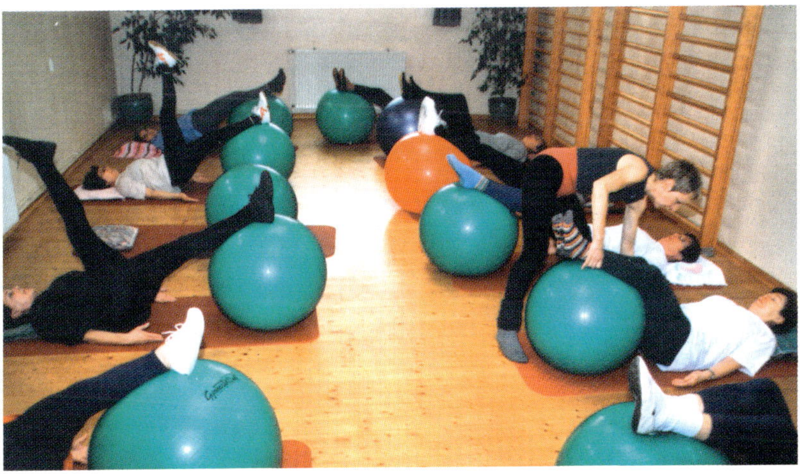

In der Gruppe unter fachlicher Anleitung zu üben macht Spaß, und führt zum gewünschten Erfolg.

Einige Erfahrungswerte

Aufgrund jahrelanger Erfahrungen und Umfragen, die ich in meinen Kursen durchgeführt habe, kann ich Ihnen über die Erfolgsaussichten des Beckenboden-Trainings Folgendes berichten: Bei den Frauen im Alter von 28 bis 74 Jahren, die einmal wöchentlich im Kurs und im Durchschnitt zweimal wöchentlich zu Hause 20 Minuten lang trainierten (also insgesamt zirka 100 Minuten pro Woche), gingen die Beschwerden frühestens nach zwei Wochen, spätestens nach vier Monaten etwas bis stark oder sogar ganz zurück. Bei einer Teilnehmerin mit leichter, noch nicht lange bestehender Harninkontinenz (Urinabgang beim Husten und Niesen) verschwanden die Beschwerden bereits nach einer Woche bei einem täglichen Training von 20 Minuten.
Und noch ein paar positive Tatsachen: 65 Prozent der befragten Frauen litten nicht nur unter einer Beckenbodenschwäche, sondern auch unter Rückenschmerzen. 90 Prozent dieser Frauen hatten gar keine Rückenschmerzen mehr oder sie spürten eine deutliche Linderung.

Berichte, die Mut machen

Im Folgenden finden Sie drei Erfahrungsberichte von Frauen, die an meinen Kursen teilgenommen haben. Lassen Sie sich davon ermutigen, mit dem Training zu beginnen und es regelmäßig fort zu führen – Ihrem Körper und Ihrer Gesundheit zuliebe.

Rita, 55 Jahre:

Nach einer Blasenoperation, bei der die Blase angehoben wurde, war meine Beckenbodenmuskulatur völlig erschlafft. Ich konnte kein Wasser mehr halten. Für mich musste immer eine Toilette in der Nähe sein. Mein Frauenarzt riet mir, Beckenboden-Training zu machen. Durch das gezielte Training bei Inga Zeiß wurden die Muskeln langsam wieder aufgebaut. Die erste Besserung bemerkte ich bereits nach drei Wochen. Zusätzlich zum Kurs habe ich täglich zehn Minuten zu Hause trainiert. Heute, nach einem Dreivierteljahr, besuche ich immer noch den fortlaufenden »Rücken- und Beckenbodenkurs« und trainiere zusätzlich zehn Minuten einmal wöchentlich. Ich habe meinen Beckenboden wieder unter Kontrolle, kann lachen, springen, und wieder alles machen. Ganz nebenbei hat sich meine Körperhaltung positiv verändert. Ich gehe lockerer und aufrechter. Auch meine Oberschenkel sind wieder straffer geworden.

Vera, 65 Jahre:
Mit 64 wurde bei mir Diabetes festgestellt. Dadurch war ich gezwungen, in kurzer Zeit 15 Kilo abzunehmen. Nach dem Gewichtsverlust zeigte sich eine Beckenbodenschwäche. Die Beschwerden äußerten sich so, dass ich nicht mehr lange stehen konnte, und ich verspürte ein sehr unangenehmes Gefühl im Unterleib – ein Ziehen nach unten. Damit verbunden war die erhebliche Beeinträchtigung meines Lebensgefühls und des Tagesablaufs; durch allgemeine Unlust sah ich alles negativ.
Im Kurs bei Frau Zeiß lernte ich, meinen Beckenboden wieder zu kontrollieren und auch eigenständig jeden Tag an meiner Beckenbodenschwäche zu arbeiten. Ich trainiere täglich 45 bis 60 Minuten. Der erste Erfolg stellte sich nach drei bis vier Monaten ein.
Heute, mit 65 Jahren, bin ich wieder in der Lage, längere Zeit zu stehen, ohne ein unangenehmes Gefühl im Unterleib zu empfinden. Mein Unterleib ist nicht mehr »das große Problem«, aber immer noch in meinem Hinterkopf. Es ist mir klar, dass ich »lebenslänglich« diese Übungen machen muss, aber es lohnt sich!

Elke, 51 Jahre:
Seit zirka zehn Jahren leide ich an einer Bindegewebs- und Beckenbodenschwäche und trotz zweier Operationen (Blasenanhebung) kam es immer wieder zu Inkontinenz. Außerdem hatte ich schwache Bauchmuskeln und sexuelle Probleme.
Ich besuche seit sieben Wochen einen Beckenbodenkurs bei Inga Zeiß. Nach einer Woche veränderte sich bereits meine Haltung beim Sitzen und Gehen und meine Bewegungen allgemein. Die Inkontinenz hat sich gebessert. Das Bedürfnis, sofort zur Toilette gehen zu müssen, wenn die Blase voll ist, ist nicht mehr gegeben. Während des Wasserlassens kann ich den Strahl wieder unterbrechen. Das war schon eine Ewigkeit nicht mehr möglich. Der nächtliche Toilettengang zwischen zwei und drei Uhr morgens ist nicht mehr nötig.
Durch ständiges Training hat sich auch die Muskulatur im Genitalbereich

verändert. Dadurch hat sich bei mir die Einstellung zur Sexualität verändert. Vorher war ich ängstlich und eher ablehnend, da ich wenige Empfindungen hatte und Angst, in bestimmten Situationen Urin zu verlieren. Heute ist Muskelspiel möglich, ich kann meine Muskeln gut einsetzen, was auch von meinem Partner bemerkt wird. Ich fühle mich sicher und habe keine Angst mehr, Urin zu verlieren. Insgesamt habe ich jetzt, auch im Alltag, mehr Lebensfreude.
Bemerkt habe ich die Veränderungen in unterschiedlichen Zeitabständen: nach einer Woche veränderte sich meine Körperhaltung, nach neun Tagen schlief ich durch. Nach ungefähr vier Wochen bemerkte mein Frauenarzt eine positive Veränderung der Beckenbodenmuskulatur. Ungefähr sechs Wochen waren verstrichen, als ich das erste Mal meinen Urinstrahl unterbrechen konnte.

Kontraindikationen: Wann darf nicht trainiert werden?

Das Training beschränkt sich – außer bei den Basisübungen – nicht nur auf den Beckenboden. Sobald Sie die Aufbau- und Fortgeschrittenenübungen durchführen, bewegen Sie das Becken und die Wirbelsäule und trainieren diverse Muskelgruppen. In einigen Fällen besteht die Gefahr, mehr Schaden als Nutzen anzurichten. Kontraindikationen bestehen deshalb vor allen Dingen bei

- schweren Rückenproblemen wie akuten starken Schmerzen, Dauerschmerz, Gleitwirbeln oder einem akuten Bandscheibenvorfall;
- schweren Herz-Kreislauf-Problemen;
- frisch Operierten;
- Frauen, die gerade entbunden haben.

Einige Frauen haben während der Menstruation Schwierigkeiten mit den Übungen. Sollte dies bei Ihnen der Fall sein, dann verzichten Sie in den ersten Tagen auf die Kräftigungsübungen. Machen Sie stattdessen eine Entspannungsübung, um die Gewohnheit des täglichen Trainings beizubehalten.
Im Zweifelsfall fragen Sie Ihre/n behandelnde/n Ärztin/Arzt. Horchen Sie in Ihren Körper hinein, spüren Sie, welche Übungen Ihnen gut tun und welche weniger. Beachten Sie außerdem immer die Übungshinweise!

Was Sie über Ihren Körper wissen sollten

Für spürbare Erfolge beim Trainieren brauchen Sie eine gute theoretische Grundlage. Deshalb erfahren Sie im Folgenden alles Wissenswerte darüber, wo sich die entsprechenden Muskeln befinden, was für Aufgaben sie erfüllen und welche Körperpartien für das anschließende Üben wichtig sind.
Im praktischen Teil stelle ich Ihnen dann bestimmte Übungen vor, um Ihnen die bewusste Wahrnehmung und das Trainieren dieser Muskeln und Körperbereiche zu ermöglichen (siehe Seite 42).

Bewusste Beeinflussung ist möglich

Grundsätzlich sollten Sie wissen, dass sich die gesamte Muskulatur im Beckenboden willkürlich steuern lässt. Das heißt: Sie können sie bewusst zusammenziehen oder lockerlassen – eine wichtige Voraussetzung, um durch das Beckenboden-Training Ihre Muskeln wieder dazu zu bringen, das zu tun, wozu sie eigentlich da sind. Anders ist es beispielsweise bei der Darmmuskulatur (nicht zu verwechseln mit dem Afterschließmuskel) – diese ist unserem Willen nicht unterworfen und man kann sie demzufolge auch nicht beeinflussen.

Das knöcherne Becken

In der Anatomie wird zwischen großem und kleinem Becken unterschieden. Unter dem Schamhügel befindet sich das Schambein. Vom Schambein verlaufen die Sitzbeine bis zu den Sitzhöckern. Die Hüftgelenke befinden sich vorn in den Leisten.
Das Steißbein ist das unterste Ende der Wirbelsäule. Direkt darüber befindet sich das

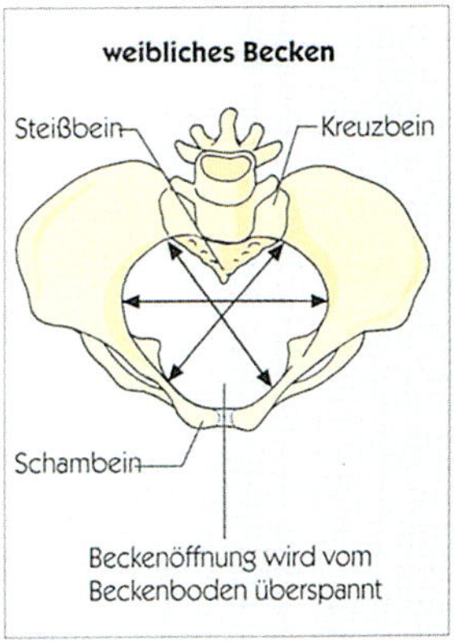

Kreuzbein, eine knöcherne Platte, die gleichzeitig Teil der Wirbelsäule und des Beckens ist. Über dem Kreuzbein beginnt die Lendenwirbelsäule (LWS). Sie reicht vom Becken bis auf Höhe der unteren Rippen. Wenn Sie lang ausgestreckt auf dem Boden liegen, ist unter der LWS ein kleiner Hohlraum, die so genannte Lendenbrücke.

Die wichtigsten Muskeln des Beckenbodens

Der Beckenboden ist der untere muskuläre Abschluss des kleinen Beckens. Er schließt die Körperöffnungen, also Harnröhre, Scheide und After.

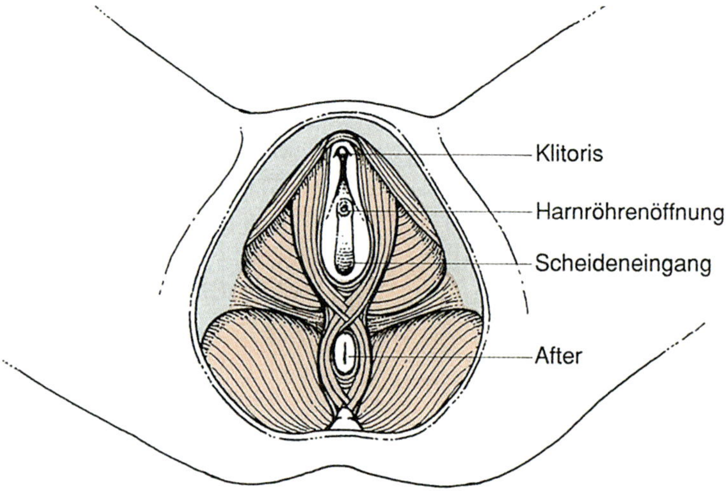

Gesamtansicht der Beckenbodenmuskulatur des weiblichen Körpers

Außerdem stützt er die Organe wie Blase, Gebärmutter und Dickdarm. Die gesamte Beckenbodenmuskulatur hat etwa die Größe und Dicke einer Hand und die Form einer flachen Schale. Sie verläuft in verschiedenen Schichten und Schlingen von vorn nach hinten und quer von einer Seite zur anderen. Die Muskeln sind miteinander verbunden und bilden eine Einheit.

Für den Aufbau der Übungen ist es hilfreich, sich die einzelnen Muskelschichten getrennt vorzustellen:

Die **äußere Muskelschicht** verläuft in Schlingen von vorn nach hinten, vom Schambein zum Steißbein. Sie dient hauptsächlich dem Schließen der Körperöffnungen Harnröhre, Scheide und After. Dazu gehören der U-Muskel, das Muskelhaltekreuz und der Harnröhren- und Afterschließmuskel.

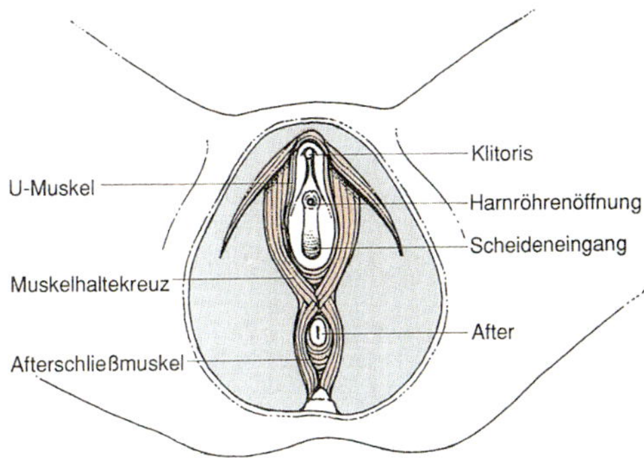

Die **mittlere Muskelschicht** – bestehend aus querverlaufender Muskelplatte und querverlaufendem -strang – verbindet die Sitzbeine beziehungsweise Sitzhöcker miteinander. Mit diesen Muskeln wird der Beckenboden seitlich verengt, wenn Druck von innen auf den Beckenboden entsteht.

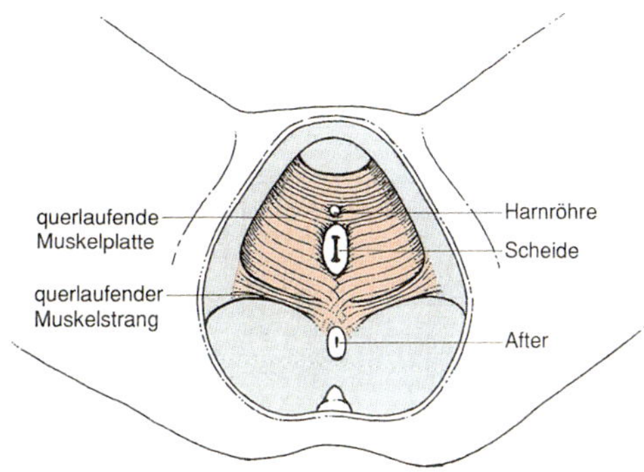

Die **innere Muskelschicht** verläuft fächerförmig von vorn nach hinten, sie setzt vorne am oberen Rand des kleinen Beckens an und hinten am Steiß- und Kreuzbein. Diese Muskulatur ist für die Bewegungen des Beckens zuständig.

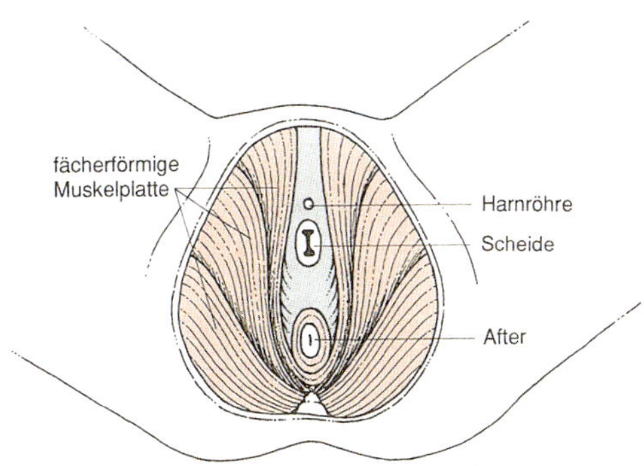

Die Organe des kleinen Beckens

Im kleinen Becken befinden sich Blase, Gebärmutter und Enddarm. Sie sind durch das Bauchfell von den Organen des großen Beckens getrennt. Die Blase liegt vorn und grenzt an die Scheidenwand. Etwas hinter und über der Blase liegt die Gebärmutter, dahinter der Mast- oder Enddarm. Diese Organe werden zum einen durch die Beckenbodenmuskulatur gestützt, sind aber auch mit Bändern am Becken befestigt. Blase und Gebärmutter sind miteinander verbunden.

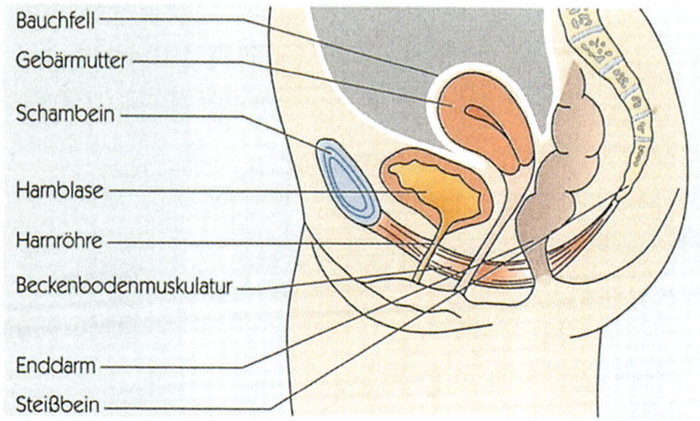

Die Blase ist ein Hohlmuskel, der aus drei verschiedenen Schichten besteht. Die innere Muskelschicht setzt sich zur Harnröhre fort. Die mittlere Schicht bildet am Anfang der Harnröhre einen Muskelring, den inneren Harnröhrenschließmuskel, der unwillkürlich arbeitet, das heißt er ist nicht mit dem Willen beeinflussbar. Die äußere Muskelschicht der Blase umschließt spiralförmig die Harnröhre. Der äußere Blasenschließmuskel, den man bewusst an- und entspannen kann, liegt im Beckenboden.

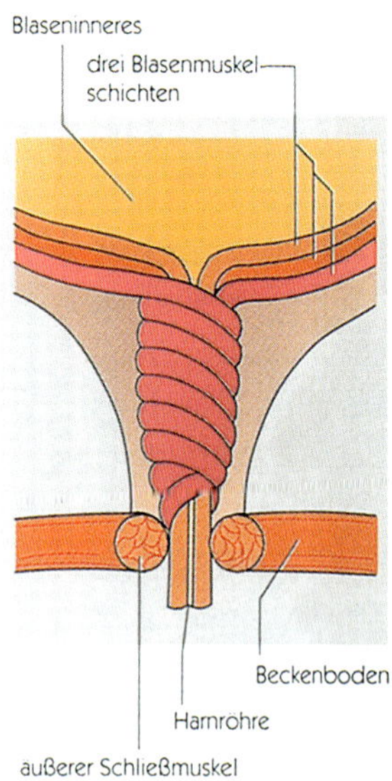

Die Muskulatur der Blase

Wie sich eine Schwäche auswirkt

Wenn die Beckenbodenmuskulatur erschlafft, ändert sich auch die Lage der Organe: Dickdarm und Gebärmutter senken sich, die Scheide verkürzt sich. Mit der Gebärmutter senkt sich auch die Blase und die Harnröhre verkürzt sich ebenfalls. Dadurch liegt ein Teil der Blase unter der inneren Harnröhrenöffnung, und kleine Mengen Urin können nicht mehr abfließen. Dies wiederum führt leicht zu Blasenentzündungen. Die Verkürzung der Harnröhre verringert auch den Druck auf diese, so dass sich der innere Harnröhrenschließmuskel leicht öffnet. Wenn sich jetzt der Druck auf die Blase erhöht wie beispielsweise durch Husten, Niesen oder Lachen, kommt es zum unfreiwilligen Harnabgang. Man spricht hier von Stressinkontinenz, wobei der »Stress«, wie schon gesagt, nicht durch seelische Belastungen, sondern durch einen erhöhten Blaseninnendruck ausgelöst wird. Die gleiche Lageveränderung der Blase entsteht auch bei operativer Entfernung der Gebärmutter: die Stützfunktion der Gebärmutter entfällt, die Blase sackt nach hinten ab.

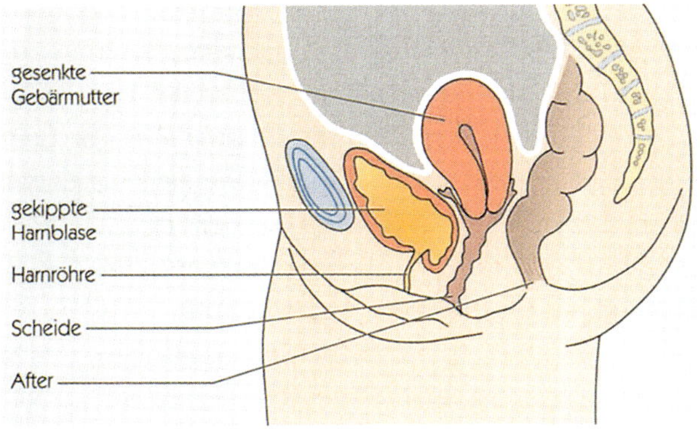

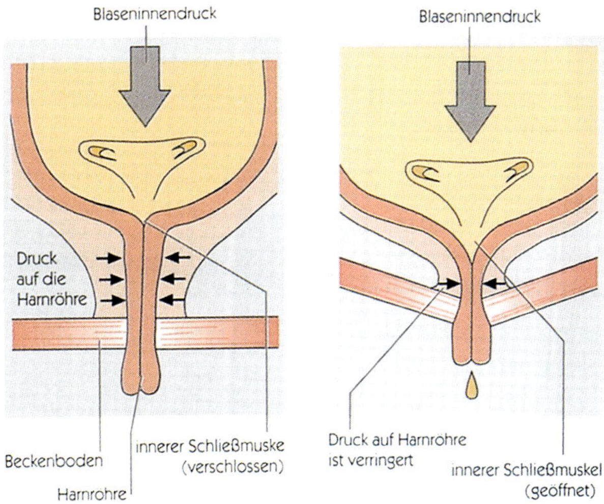

Training nach Unterleibsoperationen

So wie es unterschiedliche Schweregrade der Inkontinenz gibt, gibt es auch unterschiedliche Grade der Senkungen der Unterleibsorgane. Ganz gleich, ob leicht, mittel oder schwer: Ohne Training wird sich der Muskeltonus immer weiter verschlechtern.

Bei schweren Senkungen oder gar Vorfällen von Blase, Gebärmutter und/oder Enddarm ist eine Operation sicher nicht zu vermeiden . Aber der Effekt dieser Operationen ist nur von begrenzter Dauer, wenn anschließend der Beckenboden nicht trainiert wird. Deshalb ist es unbedingt erforderlich, nach einer derartigen Operation mit den Übungen zu beginnen, auch wenn vorher keinerlei Beschwerden auftraten.

Der Beckenboden des Mannes

Wie anfangs schon kurz erwähnt, ist der männliche Beckenboden insgesamt stabiler als der weibliche. Und das aus mehreren Gründen:
Das knöcherne Becken des Mannes ist durchschnittlich etwas schmaler, vor allem die Sitzknochen haben einen geringeren Abstand zueinander. Somit ist die Fläche, die die Muskulatur stützen muss, kleiner.
Die Muskulatur ist ebenso aufgebaut wie bei der Frau, wird jedoch nur zweimal durch Harnröhre und After unterbrochen.

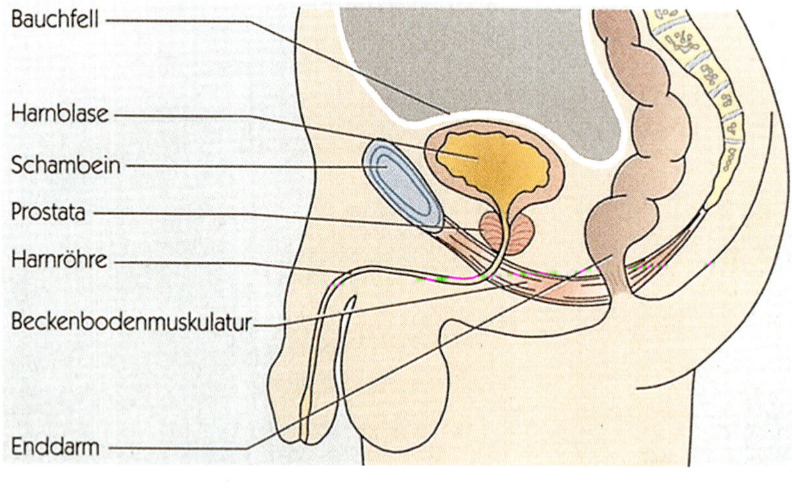

Das männliche Bindegewebe ist fester und der Beckenboden des Mannes wird weder durch Schwangerschaften noch durch Geburten belastet. Dennoch treten auch bei Männern Schwächen im Beckenboden auf, allerdings meistens erst in höherem Alter.

Inkontinenz bei Männern

Wenn Männer inkontinent werden, hängt dies seltener mit einer Gewebsschwäche oder häufiger Druckbelastung, als viel mehr mit Harnröhren- und vor allem Prostataerkrankungen zusammen.
Unterhalb der Blase wird die Harnröhre von der Prostata umschlossen, die sich bei etwa 50 Prozent der Männer über 50 Jahren vergrößert. Da sich durch die Vergrößerung die Harnröhre verengt, kann der Harn nur noch schwer abfließen. Dies macht sich zunächst beim Wasserlassen bemerkbar: Nur durch starke Druckausübung (mit der Bauchmuskulatur) ist es möglich, den Urin aus der Blase zu drücken. Kommen zu diesen Beschwerden noch häufiger Harndrang hinzu, sollte sofort ein Arzt (Urologe) konsultiert werden.
Ein weiteres Problem tritt auf, wenn sich der Harn in der Blase staut und die Blase dadurch übermäßig geweitet wird. Dies wiederum hat zur Folge, dass die Blase ihre Fähigkeit verliert, sich zusammenzuziehen, das heißt, sich richtig zu entleeren: Ein erhöhter Blaseninnendruck entsteht, der zu ständigem Tröpfeln führt. Die so genannte **Überlaufinkontinenz** (siehe Seite 16) ist durch Bekkenbodentraining nicht zu beheben, sondern bedarf ärztlicher Behandlung.
Wird ein Teil der Prostata operativ entfernt und dabei die Muskulatur um den oberen Harnröhrenabschnitt und der äußere Schließmuskel verletzt, kann **Stressinkontinenz** auftreten. In diesem Fall bestehen sehr gute Chancen, mit Beckenboden-Training Positives zu bewirken.

Für Männer besonders wichtig: Ein entspannter Beckenboden beugt einer Vergrößerung der Prostata vor. Dazu ist es notwendig, dass Sie die An- und Entspannung des Beckenbodens gut beherrschen. Das macht sich auch in Ihrem Sexualleben positiv bemerkbar, insbesondere wenn Sie unter vorzeitigem Samenerguss leiden.

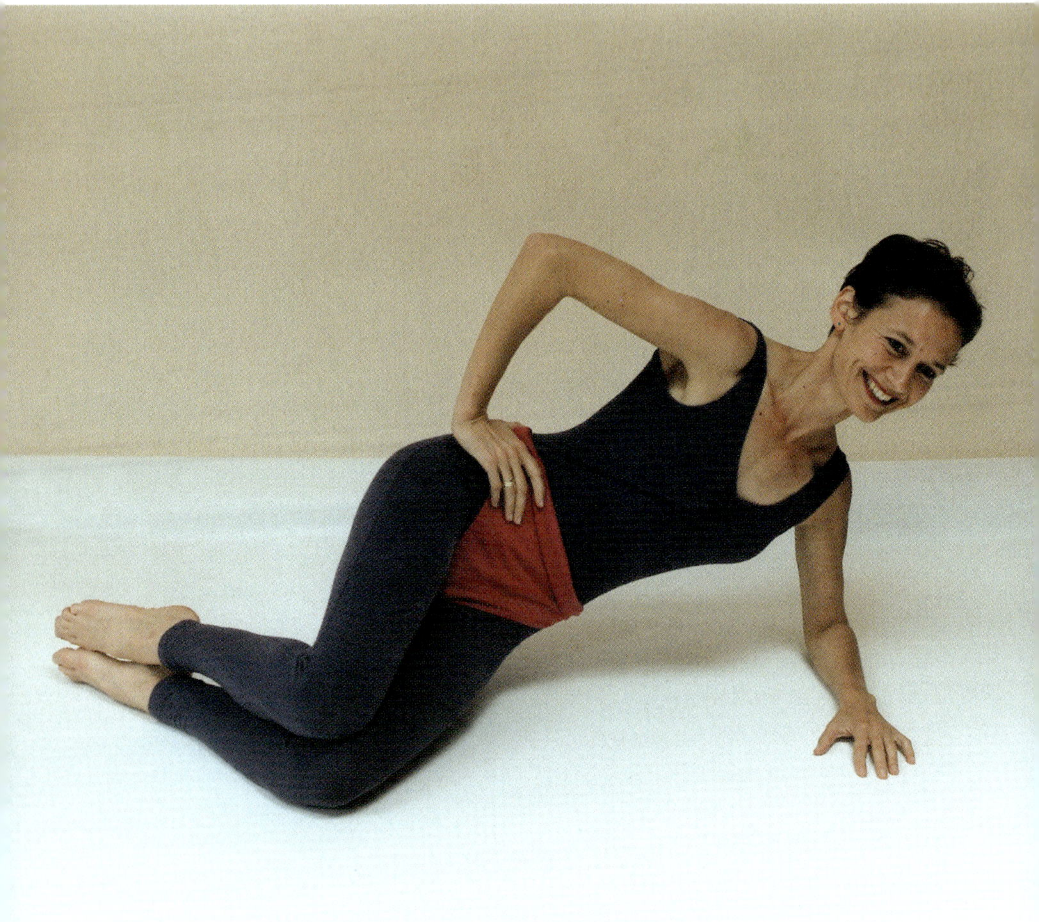

Das ganzheitliche Beckenboden-Training

Regelmäßig durchgeführt, ist das Beckenboden-Training eine wirksame, natürliche Methode zur Vorbeugung und Behandlung der Inkontinenz. Aber es bewirkt noch mehr: Sie werden wieder aufrecht durchs Leben schreiten, Ihren Körper bewusster wahrnehmen, Ihre Figur in Form bringen und Ihre Sexualität intensiver als bisher genießen.

Muskeltraining und mehr

Das anschließende Trainingsprogramm stärkt sowohl Ihre Gesundheit allgemein als auch den Beckenboden im besonderen. So können Sie auf natürliche Weise der Inkontinenz vorbeugen, bereits bestehende Beschwerden lindern oder sogar ganz zum Verschwinden bringen.

Dazu habe ich eine **spezielle Methode** entwickelt, die über ein bloßes Trainieren bestimmter Muskelgruppen hinausgeht – deshalb der Begriff ganzheitlich.

Der ganze Körper wird beansprucht

In meinem Training werden nicht nur ausschließlich die Muskeln, sondern der ganze Mensch berücksichtigt: So lege ich beispielsweise Wert auf eine **unterstützende Atemweise** sowie auf die gezielte Schulung einer **guten Körperhaltung**, insbesondere dann, wenn es im Alltag um bestimmte Tätigkeiten wie das Bücken und Heben geht. Gerade dafür sind bestimmte Haltungen und Bewegungen notwendig, um den Beckenboden nicht zu belasten. Durch die neu erlernten Haltungs- und Bewegungsmuster wird einerseits ein gewisser Tonus (Spannungszustand) im Beckenboden gehalten, aber andererseits kein zusätzlicher Druck ausgeübt.

Für diese körpergerechte Haltung sind allerdings nicht nur die Beckenboden-, sondern auch die Rücken- und Bauchmuskeln wichtig. Und damit Sie sich beispielsweise beim Bücken und Heben so bewegen, dass weder Beckenboden, Rücken oder auch die Knie unnötig belastet werden, brauchen Sie außerdem eine kräftige Beinmuskulatur.

Kein Körperteil kann also völlig getrennt von den anderen gesehen werden. Aus diesem Grund biete ich in meinen Kursen ein Programm an, bei dem ich zunächst **Übungen zur besseren Wahrnehmung** durchführe, dann zu den **Basisübungen,** der isolierten Anspannung des Beckenbodens übergehe, und diese wiederum mit einer gezielten **Haltungsschulung** plus **Ganzkörpertraining** verbinde.

Auch die Psyche spielt eine Rolle

Zur Ganzheitlichkeit gehören aber auch die **psychischen Aspekte**: Indem die Betroffenen in meinen Kursen über Ihre Probleme reden und sich gegenseitig austauschen können, fühlen sie sich besser verstanden und sind erleichtert, mit ihren Problemen nicht allein zu sein. Hinzu kommt, dass die Trainingserfolge anderer eine gute Motivationsgrundlage bieten, weiter zu üben und die Trainingszeiten zu Hause konsequenter einzuhalten oder gar zu erhöhen.

Training mit starker Wirkung

Wenn Sie das Beckenboden-Training zum ersten Mal machen und möglicherweise noch etwas unsicher sind, empfiehlt es sich, einen Kurs (Adressen siehe Anhang) mit einer ausgebildeten Fachkraft zu besuchen. Dort werden Sie nicht nur über Ihre gesundheitlichen Probleme reden können und eine positive Unterstützung erfahren, Sie stärken auch Ihre Wahrnehmung innerer Körperprozesse, die Sie möglicherweise alleine, ohne fachmännische Begleitung, nicht machen können. Das regelmäßige Trainieren zu Hause – mit den in diesem Buch beschriebenen Übungen – hilft Ihnen dann, spürbare Langzeiterfolge zu erzielen:

Schon nach **ein paar Trainingseinheiten** werden Sie eine deutliche positive Veränderung Ihres körperlichen Allgemeinzustands feststellen. Sie lernen dadurch nicht nur Ihren Körper besser kennen und spüren, Sie werden auch bemerken, dass Sie die Übungen kraftvoller ausführen und, dass leichte Beschwerden wie Inkontinenz beim Husten und Niesen schon abklingen.

Vorausgesetzt, Sie trainieren regelmäßig, werden Sie für Ihre Bemühungen mit folgenden **Langzeiteffekten** belohnt:

- Ihre Beschwerden bessern sich, wahrscheinlich verschwinden sie sogar ganz;
- Sie können möglicherweise eine (weitere) Operation vermeiden;
- Ihre Haltung und Ihr Körpergefühl verbessern sich;
- eventuell vorhandene Rückenschmerzen klingen ab oder verschwinden völlig;

- mit einem trainierten Beckenboden werden Sie in Ihrer Partnerschaft mehr Freude am Sex haben;
- Ihre Figur verändert sich positiv – Bauch, Oberschenkel und Po werden straffer;
- Ihre Beweglichkeit erhöht sich, und bleibt Ihnen bis ins hohe Alter erhalten;
- mit der Muskulatur bauen Sie auch die Knochen auf, die Knochendichte wird verbessert (Osteoporose-Vorbeugung);
- Sie fühlen sich insgesamt leistungsfähiger und aktiver als vorher;
- Sie gewinnen (wieder) mehr Selbstbewusstsein.

Ideale Kombination: Beckenboden-Training plus Sport

Das ganzheitliche Beckenboden-Training ist in erster Linie dafür gedacht, eine Besserung und Linderung der Inkontinenz herbeizuführen. Es ist aber auch eine gute Methode, die Figur auf natürliche Weise in Form zu bringen und im Alltag fit zu bleiben. Sämtliche Übungen können problemlos in ein anderes Gymnastikprogramm eingebaut werden. Ob vor, während oder nach Ihrem Sportprogramm, das ganzheitliche Beckenboden-Training ist eine wertvolle und wirksame Ergänzung für sämtliche Sportarten, wobei allerdings nicht jede Sportart für Menschen, die an Inkontinenz leiden, geeignet ist.

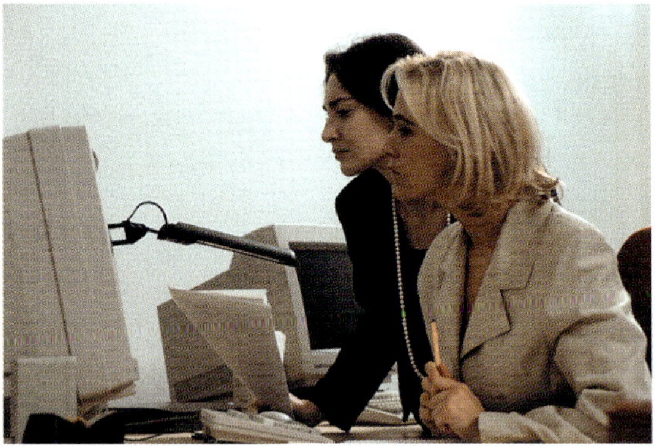

Und selbst wenn Sie am Schreibtisch sitzen, an der Bushaltestelle stehen oder in der U-Bahn fahren, Zeit und Gelegenheiten, ein paar kleine Übungen zu machen, ist überall und kommt Ihrer Gesundheit zugute.

Die besten Sportarten bei Inkontinenz

Um fit und schlank zu bleiben, sollten Sie regelmäßig Sport treiben. Allerdings belasten einige Sportarten wie Joggen, Volleyball, Tennis oder Aerobic durch die Erschütterungen beim Laufen, Hüpfen oder Springen den Beckenboden allzu stark. Wesentlich körper- und somit auch beckenbodenfreundlicher sind dagegen **Radfahren, Schwimmen, Tanzen, Walking und Skilanglauf.**

Was Sie täglich für Ihren Beckenboden tun können!

Neben den Übungen können Sie jeden Tag etwas Positives für die Entlastung Ihres Beckenbodens tun. Denn gerade im Alltag gibt es genügend Anlässe und Gelegenheiten, das Bewusstsein für diesen Körperbereich zu schärfen.

- Beim Husten und Niesen sollten Sie den Mund weit öffnen, den Körper aufgerichtet lassen und im Rücken nicht rund werden.
- Tragen Sie möglichst selten hohe Absätze! Durch die veränderte Körperstatik kommen Sie in die Haltung, die den Beckenboden öffnet und außerdem Ihrem Rücken schadet.
- Wenn Sie starken Harndrang verspüren, bücken Sie sich tief nach unten, so dass der Beckenboden höher liegt als das Herz (Vorwand: etwas aufheben, Schuhe schließen).
- Tragen Sie keine einengende Kleidung, die die Bauchatmung verhindert und somit den Druck auf den Beckenboden verstärkt.
- Vermeiden Sie grundsätzlich schweres Heben und Tragen!
- Setzen Sie beim Wasserlassen nicht die Bauchpresse ein! Entspannen Sie sich und warten Sie ab, bis die Blase vollständig entleert ist.
- Wenn Sie infolge einer Blasensenkung zu Entzündungen neigen, beugen Sie sich nach dem Entleeren der Blase aus den Hüftgelenken möglichst weit nach vorn, um so eventuell verbliebenen Restharn abfließen zu lassen.
- Wenn Sie an Übergewicht leiden, sollten Sie über eine Umstellung Ihrer Ernährung nachdenken und regelmäßig Sport treiben. Denn das Zuviel an Gewicht übt zusätzlichen Druck auf die Muskulatur Ihres Beckenbodens aus.

- Essen Sie möglichst oft ballaststoffreiche Kost wie Obst, Gemüse und Vollkornprodukte. Das regt die Verdauung an und sorgt dafür, dass Sie beim Stuhlgang nicht pressen müssen.

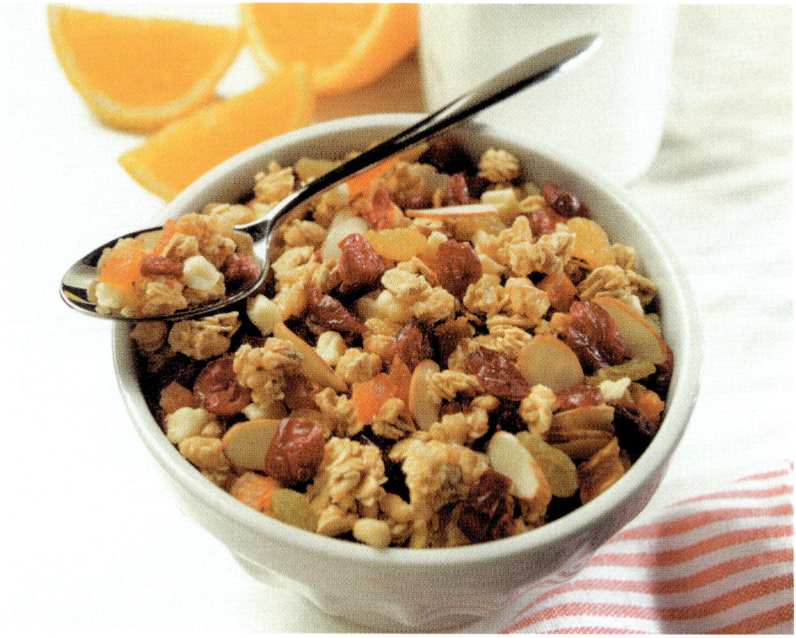

Regelmäßiges Üben bringt Erfolg

Damit die Muskeln stark und leistungsfähig bleiben, brauchen sie ein beständiges Training. Deshalb ist es so wichtig, dass Sie täglich ein paar Minuten üben.

Aus Erfahrung weiß ich, wie schwierig es für die meisten Teilnehmer/innen meiner Kurse ist, zu Hause regelmäßig zu trainieren: Kursbegleitend ist es einfacher als ganz allein. Wenn Sie es jedoch einmal geschafft haben, die Übungen in Ihren Tagesablauf einzubauen, werden sie Ihnen zur Selbstverständlichkeit, und es wird Ihnen fehlen, wenn Sie Ihr Training nicht machen. Die nebenstehenden Tipps helfen Ihnen dabei, das Üben zu Hause so einfach wie möglich zu machen.

Ihr persönliches Trainingsprogramm für gutes Gelingen

- Legen Sie eine Zeit fest, in der Sie die Übungen ungestört machen können. Wenn Sie beispielsweise ein Morgenmuffel sind, und es Ihnen schwer fällt aufzustehen, legen Sie die Übungszeit lieber auf den Abend. Das hat einen Vorteil, da man abends ohnehin beweglicher als morgens ist. Sie können die Übungen auch auf den Tag verteilen: zum Beispiel zehn Minuten morgens und zehn Minuten abends.
- Halten Sie sich an Ihre Zeiten, damit das Üben schnell zu einer festen Gewohnheit in Ihrem Alltag wird.
- Richten Sie sich einen ganz bestimmten Platz ein, an dem Sie ungestört trainieren können.
- Nehmen Sie sich nicht zu viel vor, fangen Sie klein an: beispielsweise mit zehn Minuten oder drei Übungen am Tag. Wer die Ziele zu hoch steckt (»Ich trainiere jetzt täglich eine Stunde!«), schafft es vielleicht zwei Tage und hört dann auf, »weil es ja doch nicht zu schaffen ist«.
- Zögern Sie den Beginn der Übungen nicht hinaus! Beginnen Sie mit den Basisübungen, dem isolierten Anspannen des Beckenbodens, sobald Sie bei den Übungen auf Seite 66 angelangt sind.
- Bedauern Sie es nicht, jetzt Übungen machen zu »müssen«. Kein Mensch zwingt Sie dazu! Es liegt ganz allein an Ihnen, etwas für Ihre Gesundheit zu tun. Machen Sie sich vielmehr immer wieder die Vorteile des Trainings bewusst – es lohnt sich!

Die Übungen

Die Übungen, die ich Ihnen nun vorstellen möchte, sind das Ergebnis meiner jahrelangen, erfolgreichen Arbeit mit Inkontinenz-Patienten. Aufgrund umfassender Erfahrungen habe ich mein Übungsprogramm nach einem bestimmten System aufgebaut:

- Sie beginnen mit den **Wahrnehmungsübungen**, um zunächst einmal Ihr Gefühl für die Muskulatur, die Sie trainieren wollen, und die beste Haltung, die Sie dabei einnehmen, zu sensibilisieren.
- Daran schließen sich die **Basisübungen** an, mit denen Sie die isolierte Anspannung des Beckenbodens erlernen.
- Da das **Atmen** eine wichtige Rolle bei den Druckverhältnissen im Beckenboden spielt, besteht der nächste Schritt darin, die Atmung mit der An- und Entspannung der Muskeln zu kombinieren.
- Im Anschluss erlernen Sie eine gute **Körperhaltung**, damit Sie im Alltag Ihren Beckenboden wirksam entlasten und kleine Fehler bei den täglichen Arbeiten vermeiden.
- Danach folgen die grundlegenden **Aufbauübungen**, die Sie erst ausreichend beherrschen sollten, um dann zu den **Übungen für Fortgeschrittene** übergehen zu können.
- Darüber hinaus stelle ich Ihnen ein spezielles **Trainingsprogramm für jeden Tag** vor, das Sie leicht zu Hause durchführen können: zehn Minuten für Anfänger, 30 Minuten für Fortgeschrittene mit dem Sitzball.

Beste Voraussetzung: Bewusstes Spüren verborgener Muskeln

Zunächst ist es wichtig, dass Sie eine ganze Reihe von Muskeln spüren und kennen lernen, die sich im Inneren Ihres Körpers befinden. Für die meisten von uns ist das gar nicht so einfach, denn anders als beispielsweise bei der Arm- oder Beinmuskulatur, die Sie sehen und einfach ertasten können, müssen Sie erst einmal ein Gespür dafür entwickeln, wie Sie mit Ihrem Willen die tief verborgenen Muskeln beeinflussen können. Dies erfordert ein wenig Geduld. Doch lassen Sie sich nicht entmutigen, wenn zu Beginn der Übungen Ihre Beckenbodenmuskeln Ihrem Willen noch nicht ganz gehorchen wollen. Hier gilt das gleiche Prinzip wie bei jeder anderen Sportart auch: Je häufiger und intensiver Sie trainieren, desto größer wird Ihr Erfolg sein! Und je besser Sie die Muskulatur und die Knochen, an denen sie ansetzt, lokalisieren und spüren können, desto leichter fällt Ihnen das eigentliche Training.

Übungen zur besseren Wahrnehmung

Die Grundspannung Ihres Beckenbodens hängt von der Stellung des Beckens sowie von der Stellung der Beine beziehungsweise der Füße ab. Damit Sie dies leichter nachvollziehen können, machen Sie zunächst die nachfolgenden Wahrnehmungsübungen.

Im Sitzen

❶ Setzen Sie sich auf die vordere Kante eines Hockers, so dass sich nur noch der hintere Teil vom Gesäß auf der Sitzfläche befindet. Wenn Sie mit dem Po nun etwas hin- und herrutschen, spüren Sie die Sitzhöcker. Ertasten Sie mit einer Hand einen Sitzhöcker, und tasten Sie entlang des Sitzbeins (genau im Übergang vom inneren Oberschenkelabschluss zum Schritt) bis zum einen Schambein. Dann ertasten Sie die obere Kante des Schambeins oberhalb des Schamhügels.
Anschließend neigen Sie sich aus den Hüftgelenken leicht nach vorn und ertasten Sie das Steißbein. Vom Steißbein zum Schambein führt die äußerste Schicht des Beckenbodens. Die darunter liegende Schicht bedeckt nur den vorderen Teil des Beckenbodens – sie verläuft quer von einem Sitzhöcker und einem Sitzbein zum anderen.

❷ Setzen Sie sich aufrecht hin, spüren Sie Ihre Sitzhöcker. Lassen Sie sich langsam hinter die Sitzhöcker abrollen. Spüren Sie, wie sich dabei die gesamte Haltung verändert, der Rücken rund und der Kopf vorgeschoben wird. Danach setzen Sie sich wieder auf die Sitzhöcker, wobei sich der Körper automatisch wieder aufrichtet. Nehmen Sie die unterschiedliche Spannung im Beckenboden wahr.

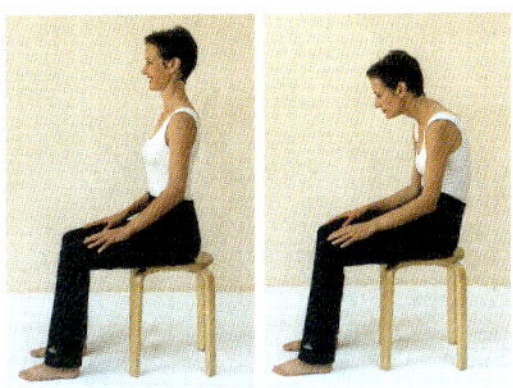

Im Liegen

❸ Legen Sie sich jetzt auf den **Rücken**, wobei Ihre Füße mit den ganzen Sohlen aufgesetzt sind. Legen Sie eine Hand an den Beckenboden. Atmen Sie tief in den Bauch und in den Beckenboden. Spüren Sie, wie sich der Beckenboden mit dem Einatmen etwas nach außen ausdehnt und sich mit dem Einatmen wieder zurückzieht?

❹ Nun ziehen Sie die Zehen zum Schienbein und drücken sie die Fersen und die Lendenwirbelsäule in den Boden. Spüren Sie, dass die Spannung im Beckenboden dabei etwas zunimmt?

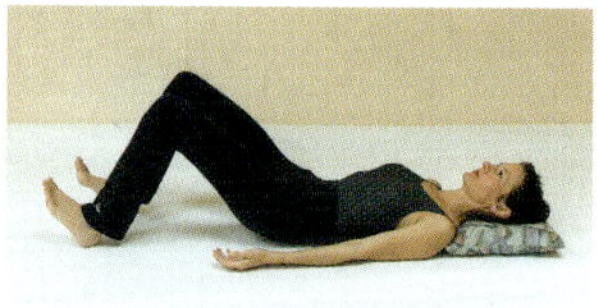

❺ Jetzt drehen Sie sich auf den **Bauch** und legen Ihre Stirn auf die Handrücken. Die Zehen zeigen zueinander, die Fersen sinken nach außen.

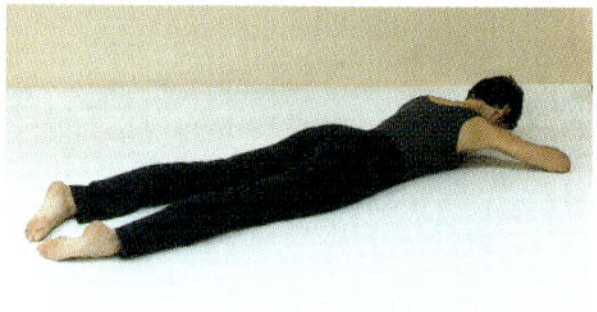

❻ Dann drehen Sie die Fersen langsam zueinander, so dass die Fußspitzen nach außen kommen. Spüren Sie, wie sich der bei der ersten Fußstellung entspannte Beckenboden langsam anspannt, wenn Sie die Fersen zueinander drehen?

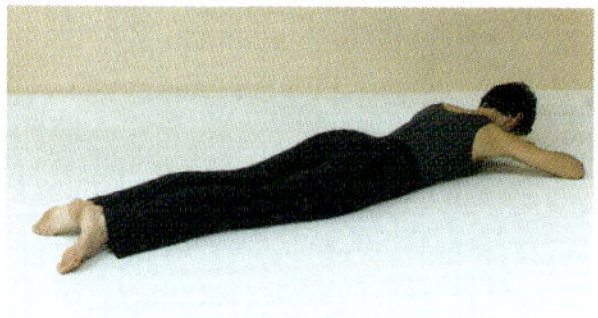

Im Stehen

❼ Nun stellen Sie sich hin, wobei Ihre Füße hüftbreit aus- und parallel zueinander stehen. Bitte die Knie nicht durchdrücken, sondern locker lassen. Drehen Sie jetzt Ihre Fußspitzen zueinander (X-Bein-Stellung) und anschließend umgekehrt – die Fersen zueinander und die Fußspitzen nach außen. Spüren Sie, wie sich der Beckenboden entspannt, wenn die Fersen nach außen zeigen? Und umgekehrt: Spüren Sie, wie die Spannung zunimmt, wenn die Zehen nach außen zeigen?

8 Lassen Sie im Stand die Zehen leicht nach außen zeigen und schieben Sie das Becken etwas vor und zurück, ohne jedoch im Rücken rund zu werden. Nehmen Sie wahr, wie die Spannung im Beckenboden zunimmt, wenn Sie das Becken nach vorn schieben.

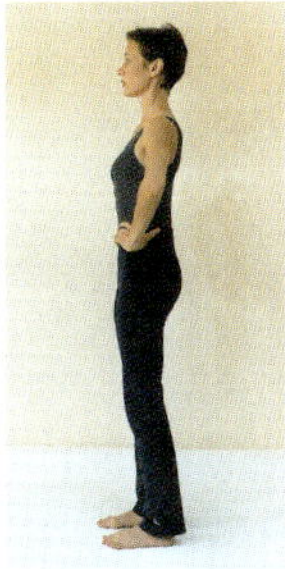

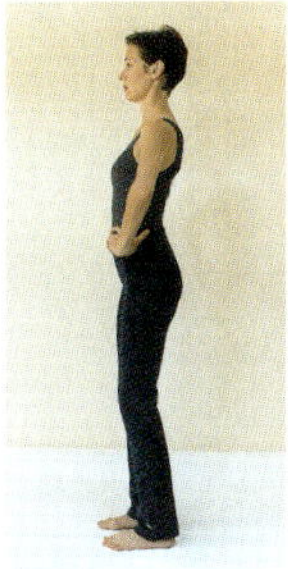

Solide Basis: Den Beckenboden anspannen

Damit Sie nicht nur Ihre Gesäß- und Bauchmuskeln, sondern auch die Muskeln des Beckenbodens wirklich anspannen, ist es ganz wichtig, dass Sie zuerst die isolierte Anspannung des Beckenbodens üben. Erst wenn Sie diese Basisübungen vollkommen beherrschen, sollten Sie sich den anschließenden Übungen zuwenden!

Verblüffend, aber wahr: Sobald man einen Muskel oder eine Muskelgruppe trainieren will, hilft allein schon die Vorstellung, was bei der An- oder Entspannung geschieht (siehe auch Kasten unten). Diese Wirkung wird beispielsweise beim Autogenen Training und auch beim Mentalen Training genutzt. Das Ergebnis: Wird ein Muskel »nur« mental trainiert, indem man sich eine Bewegung vorstellt – ohne sie tatsächlich auszuführen, kann bereits nach drei Wochen ein Zuwachs an Muskelmasse gemessen werden.

Überzeugen Sie sich selbst!
Von der Wirkung Ihrer geistigen Vorstellungskraft können Sie sich leicht überzeugen, wenn Sie einen Schlüssel oder ähnliches an ein langes Band binden: Nehmen Sie das Ende des Bandes zwischen Daumen und Zeigefinger und stellen Sie sich intensiv vor, dass der Gegenstand zu kreisen beginnt oder hin und her pendelt. Nach einigen Sekunden werden die Muskel der Finger unmerklich reagieren, und durch die

Länge des Bandes wird die Bewegung, die Sie sich nur vorstellen ohne sie bewusst auszuführen, übertragen und sichtbar.
Diese Vorstellung ist eine wirkungsvolle Unterstützung (kein Ersatz) Ihres Trainings, vor allem, wenn die Muskulatur noch so schwach ist, dass sie kaum spürbar angespannt werden kann.

Die Basisübungen

Die drei folgenden Basisübungen sind in ihrer Ausführung identisch, unterscheiden sich jedoch durch die Position, in der sie ausgeführt werden.
Beginnen Sie mit den Anspannungsübungen im Liegen. Denn in der Horizontalen ist es wesentlich einfacher, den Beckenboden anzuspannen, da das Gewicht der Organe wegfällt, welches im Sitzen oder Stehen auf ihm lastet.

Anspannung in Rückenlage

Stützen Sie Ihren Kopf mit einem flachen, festen Kissen und setzen Sie, um die Lendenwirbelsäule (LWS) zu schonen, **nacheinander** die Füße auf. Konzentrieren Sie sich auf den Beckenboden, atmen Sie tief in den Beckenboden hinein.

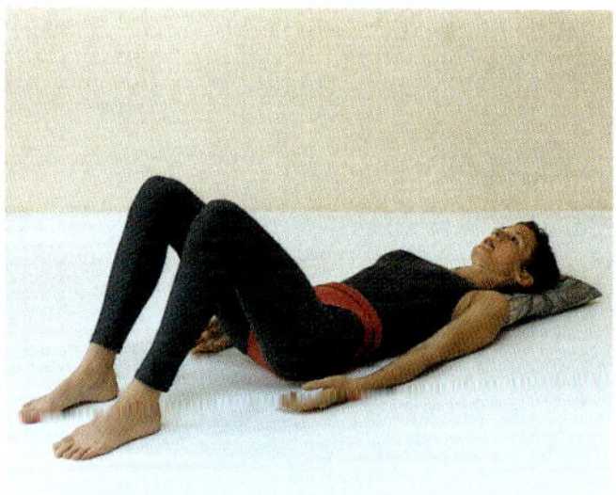

Schritt 1
Spannen Sie nun die äußeren Muskeln des Beckenbodens mit der Vorstellung an, dass Sie Ihre Harnröhre bzw. Scheide und Ihren After fest verschließen sowie das Steiß- und Schambein zueinander ziehen. Halten Sie die Spannung etwa sechs bis zehn Sekunden lang, danach entspannen Sie sich. **Wichtig:** Andere Muskeln wie Po- und Bauchmuskeln werden bei dieser Übung nicht angespannt!

Für **Männer** ist diese Übung etwas schwieriger, weil der Schließmuskel der Harnröhre nicht an deren Ende sitzt, sondern im Beckenboden, direkt unter der Mitte der Prostata, und zwar zirka ein bis zwei Finger breit hinter den Hoden.
Wenn Sie nicht sicher sind, ob Sie diese Übung beherrschen, dann legen Sie eine Hand an den Beckenboden. Ist beim Anspannen eine leichte Bewegung des Beckenbodens spürbar? Wiederholen Sie diese Übung so oft, bis Sie tatsächlich eine Bewegung wahrnehmen! Je öfter Sie üben, desto stärker wird die Muskulatur.

Erst wenn Sie diese Anspannung der äußeren Muskelschicht beherrschen, gehen Sie zum nächsten Schritt über! !

Schritt ❷

Bauen Sie die Spannung wie bei Schritt 1 auf, und ziehen Sie jetzt zusätzlich die Sitzknochen zueinander. Dadurch verengt sich der Beckenboden seitlich. Steigern können Sie die Spannung mit der Vorstellung, dass Sie den Beckenboden in den Körper hineinsaugen. Spannen Sie Ihren Beckenboden so fest wie möglich an! Zur Kontrolle können Sie jeweils einen Finger auf die Sitzhöcker legen. Spüren Sie, wie bei der Anspannung die Knochen tatsächlich ein bisschen zueinander gezogen werden?

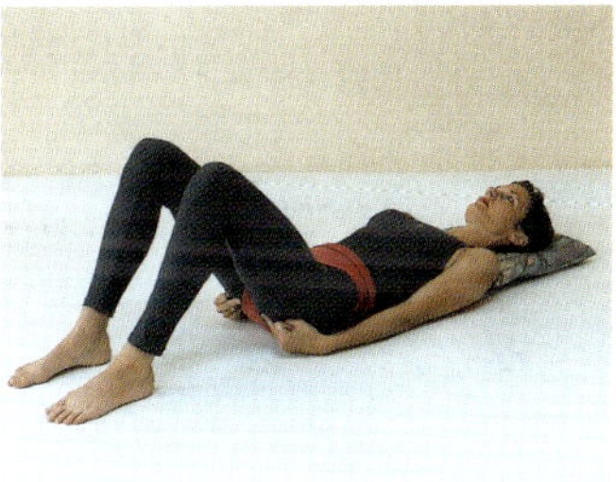

Bei dieser Übung arbeiten übrigens die unteren Gesäßmuskeln etwas mit. Üben Sie so lange, bis Sie in der Lage sind, die Übungen mindestens drei Mal nacheinander auszuführen und die Spannung jedes Mal mindestens sechs Sekunden zu halten. Machen Sie nach jeder Übung eine Pause, die mindestens so lange wie die Anspannung vorher dauern sollte.

Anspannung in Bauchlage

Nun drehen Sie sich auf den Bauch, legen Ihre Stirn auf den Handrücken ab (der Nacken bleibt lang!) und strecken Ihre Beine aus.
Falls Ihnen die Bauchlage schwer fällt, legen Sie sich ein Kissen unter den Bauch – das entlastet Ihre Lendenwirbelsäule.

Schritt ❶

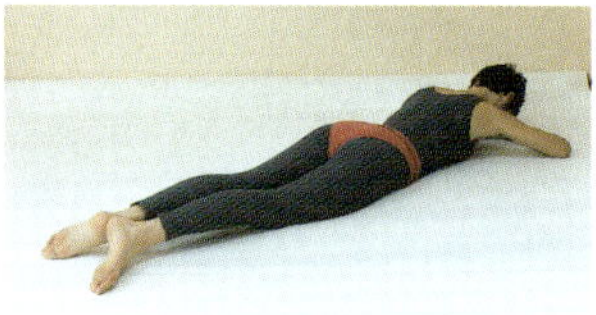

Konzentrieren Sie sich auf den Beckenboden und nehmen Sie die Fersen zueinander. Dann spannen Sie wieder nur die äußere Muskulatur um Harnröhre (Scheide) und After an und ziehen das Scham- und Steißbein zueinander. Gelingt Ihnen diese Anspannung, fahren Sie mit Schritt 2 fort.

Schritt ❷

Bauen Sie wie bei Schritt 1 eine Spannung auf, ziehen Sie dann noch die Sitzknochen zueinander und stellen Sie sich vor, dass Sie den Beckenboden so fest wie möglich in den Körper hineinziehen. Spannen Sie so fest wie möglich an! Üben Sie, bis Sie die Anspannung mindestens drei Mal jeweils sechs bis zehn Sekunden halten können.

Die Kneifübung

Wenn Sie mit den vorhergehenden Übungen noch Probleme haben, hilft Ihnen folgende Übung, die Anspannung des Beckenbodens einfacher zu erlernen. Dabei trainieren Sie nicht die gesamte Muskulatur des Beckenbodens, sondern hauptsächlich die äußere Schicht der Beckenbodenmuskulatur beziehungsweise Scheidenwände.

❶ Legen Sie eine Fingerspitze auf den Damm zwischen Scheide und After (Männer: Hoden und After). Ziehen Sie alle Muskeln des Beckenbodens schubweise zu diesem Punkt zusammen. Der Finger dient dabei als Wahrnehmungs- und Orientierungshilfe. Spüren Sie die Bewegung unter Ihrer Fingerspitze.

❷ Führen Sie den Finger nun vorsichtig in die Scheide ein und versuchen Sie, ihn mit Ihrer Scheidenmuskulatur fest zu umschließen. Die Muskeln der Scheide sind wie ein elastischer Ring fühlbar, den Sie ganz bewusst anspannen und wieder entspannen können. Stellen Sie sich vor, dass Sie mit diesen Muskeln Ihren Finger zusammenkneifen.

❸ Führen Sie Zeige- und Mittelfinger in die Scheide ein und spreizen Sie beide Finger etwas. Dann spannen Sie die Muskeln wieder fest an, so dass beide Finger zusammengedrückt werden.

❹ Auch beim Wasserlassen können Sie die Kneifübung durchführen: Versuchen Sie, den Strahl zu unterbrechen und spüren Sie genau, welche Muskeln Sie dabei anspannen. Bei sehr schwacher Muskulatur gelingt es Ihnen anfangs vielleicht noch nicht.

Früher wurde empfohlen, die Kneifübung beim Wasserlassen so oft wie möglich zu machen, um den Schließmuskel der Harnröhre zu trainieren. Heute weiß man, dass diese Übung mehr Schaden als Nutzen anrichtet, wenn sie zu oft gemacht wird. Sie kann nämlich zum Einhalten des Harns führen. Ich empfehle Ihnen diese Übung auch nur deshalb, damit Sie deutlich spüren, dass Sie Ihren Schließmuskel bewusst kontrollieren können, selbst wenn Ihnen das anfangs noch nicht so problemlos gelingt.

Anspannung im Sitzen

Da die Basisübung im Sitzen schwieriger als im Liegen ist, sollten Sie sie erst dann machen, wenn Sie die vorherigen Übungen beherrschen.
Setzen Sie sich aufrecht auf einen Hocker oder Stuhl mit ungepolsterter, gerader Sitzfläche. Nehmen Sie die aufrechte Sitzhaltung ein (siehe auch Haltungsschulung auf Seite 56). Spüren Sie Ihre Sitzhöcker und nehmen Sie den Beckenboden zwischen Schambein und Steißbein wahr.

Schritt ❶
Ziehen Sie die Muskeln um Harnröhre (Scheide) und After zusammen, Schambein und Steißbein werden leicht zueinander gezogen.
Zur Erinnerung: Nur der Beckenboden ist angespannt, nicht aber die Gesäß-, Oberschenkel- oder Bauchmuskeln!

Wenn Sie bei dieser Anspannung einen Finger auf die obere Schambeinkante und einen auf das Steißbein legen, können Sie dort wahrscheinlich eine leichte Bewegung spüren.
Halten Sie die Spannung sechs bis zehn Sekunden lang und entspannen Sie dann wieder.

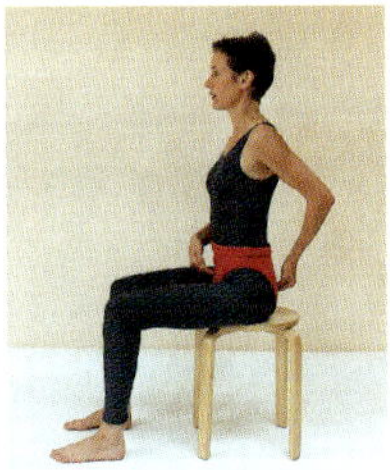

Schritt ❷
Bauen Sie die Spannung der äußeren Muskeln wie bei Schritt 1 auf, doch verstärken Sie jetzt die Spannung, indem Sie die Sitzknochen von der Mitte des Beckenbodens zusammenziehen. Dabei spannen sich die unteren Gesäßmuskeln mit an, jedoch nicht der ganze Po. Die Bewegung geht vom Beckenboden aus! Steigern Sie die Spannung noch mehr, indem Sie sich vorstellen, dass Sie den Beckenboden in den Körper hineinziehen. Spannen Sie so stark wie möglich an und halten Sie diese Spannung maximal 10 Sekunden, wobei Sie ruhig weiteratmen und danach entspannen.

Perfekte Ergänzung: Mit dem Atem geht alles besser

Beim ganzheitlichen Beckenboden-Training ist die richtige Atmung von großer Bedeutung, da sich mit den Atembewegungen der Druck im gesamten Bauchraum verändert, was sich wiederum positiv auf den Beckenboden auswirkt: Mit der Einatmung dehnt sich das Zwerchfell aus und drückt die Bauchorgane nach unten – mit der Ausatmung hebt sich das Zwerchfell wieder und die Bauchorgane haben mehr Platz.
Aus diesem Grund ist die Bauchatmung besonders wichtig, denn sobald sich der Bauch nicht mit der Einatmung nach vorn wölben kann (zum Beispiel durch enge Kleidung oder eine gekrümmte Sitzhaltung), entsteht zu viel Druck auf den Beckenboden.

Die Bauchatmung

Sie können bei dieser Übung auf einem Stuhl aufrecht sitzen, oder für Anfänger besser geeignet, mit aufgestellten Füßen auf einer nicht allzu weichen Unterlage liegen.

1. Legen Sie beide Hände auf den Unterbauch (unterhalb des Bauchnabels), schließen Sie Ihre Augen und konzentrieren Sie sich auf ihren Atemrhythmus.
2. Spüren Sie die Hände auf Ihrem Bauch und atmen Sie dorthin, wo Sie das Gewicht und die Wärme Ihrer Hände spüren. Wichtig: Atmen Sie durch die Nase ein!
3. Mit dem Einatmen wölbt sich der Bauch vor und die Händen schieben sich hoch (liegend nach oben, sitzend nach vorn).

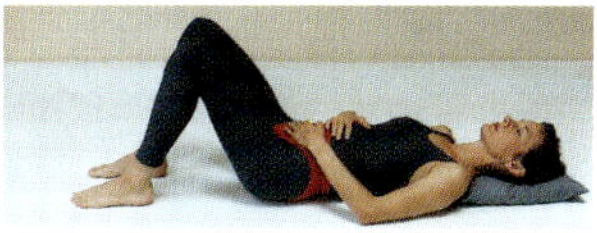

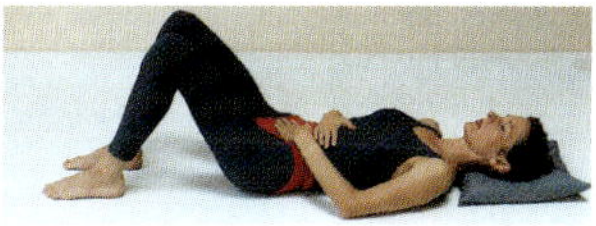

4. Mit dem Ausatmen (wichtig: durch den Mund ausatmen) sinkt der Bauch wieder zusammen, und es entsteht eine kleine Atempause, in der aber immer noch unmerklich ausgeatmet wird. Danach verlangt Ihr Körper wieder von selbst nach Luft und Sie atmen langsam durch die Nase ein.

Üben Sie so lange, bis es Ihnen gelingt, ohne Anstrengung tief in den Bauch zu atmen.

Achten Sie beim Üben auf Ihren eigenen Atemrhythmus. Die Bewegungen sollten sich immer der Atmung anpassen, und nicht umgekehrt. Wenn Sie die Atmung der Bewegung anpassen, kann dies dazu führen, dass Sie hyperventilieren, das heißt, Ihnen wird schwindlig, schwarz vor Augen und Sie spüren ein Kribbeln in Händen und Füssen. In diesem Fall müssen Sie mit der Übung sofort aufhören und normal weiteratmen.

Ausatmen und Anspannen

Jede körperliche Anstrengung geht mit einer starken Anspannung der Muskulatur einher, sei es bei der Hausarbeit, beim Sport, im Beruf und natürlich auch beim Beckenboden-Training. Damit diese Anspannung und der dabei entstehende Druck den Beckenboden nicht belastet, muss die Bewegung mit der Ausatmung unterstützt werden. Denn gerade bei anstrengenden Tätigkeiten neigen wir dazu, die Luft anzuhalten. Dies wiederum verursacht aber einen enormen Druck auf Blase und Beckenboden, so dass die Muskeln überfordert werden und es zum unkontrollierten Harnabgang kommt. Doch nicht nur Menschen mit Inkontinenz müssen die unterstützende Ausatmung für eine wirkungsvolle Druckentlastung bei Anspannung trainieren, auch Gesunde sollten sie im Alltag als vorbeugende Maßnahme bewusst einsetzen.

1. Sie liegen mit aufgestellten Beinen auf dem Rücken und Ihre Hände liegen flach auf dem Bauch.
2. Nun atmen Sie einmal tief durch die Nase ein. Beim anschließenden Ausatmen spannen Sie in etwas schnellerer Reihenfolge als bisher die äußeren Muskeln um Harnröhre bzw. Scheide und After an, ziehen die Sitzknochen zusammen und den Beckenboden in den Körper hinein.
3. Atmen Sie gleichmäßig weiter und halten Sie die Spannung ungefähr acht Sekunden lang (bis acht zählen). Danach lösen Sie die Spannung und ruhen sich ein paar Sekunden lang aus.
4. Wiederholen Sie diese Übung so oft, bis es Ihnen mühelos gelingt, die Spannung mit der Ausatmung aufzubauen, während der Anspannung weiter zu atmen und die Spannung mindestens sechs Sekunden lang zu halten.

! *Üben Sie auch in Bauchlage (Hände dabei unter die Stirn legen) und in aufrechter Sitzposition (Hände auf den Bauch legen). Mit diesen unterschiedlichen Positionen erhalten Sie ein sicheres Gefühl dafür, wie Sie Ihren Atem unterstützend einsetzen können. Sobald Sie diese grundlegende Übungseinheit vollkommen beherrschen, das heißt, die Anspannung des Beckenbodens mit der Ausatmung deutlich spüren, können Sie mit den folgenden Aufbau-Übungen weitermachen.*

Richtige Schulung: Aufrechte Haltung und geschmeidige Bewegung

Wer mit aufrechtem Gang durchs Leben schreitet, verfügt nicht nur über eine gesunde Portion Selbstbewusstsein, er sorgt auch für wirksame Entlastung seiner gesamten Beckenboden- und Rückenmuskulatur. Denn sobald wir mit gekrümmtem Rücken sitzen, stehen oder schwere Lasten heben, werden der Bauch und seine Organe zusammengedrückt. Und dieser Druck überträgt sich wiederum auf den Beckenboden. Deshalb ist es wichtig, dass Sie täglich auf eine richtige, weil unterstützende Körperhaltung achten. Das bedeutet jedoch nicht, dass Sie nun mit starkem Willen, bewusstem Baucheinziehen und verkrampften Muskeln eine aufrechte Haltung annehmen sollten. Dies wäre kein guter Weg, um zu einer dauerhaft guten, entspannten Haltung im Alltag zu gelangen. Vielmehr geht es darum, dass Sie ein Gespür für Ihre (Fehl-)Haltung entwickeln und durch kleine Korrektur-Maßnahmen zu einer körperfreundlichen Haltung gelangen. Dabei helfen Ihnen sowohl der anschließende Test und die Bewusstseinsübung als auch die darauf folgenden Übungen für das aufrechte Sitzen, das richtige Aufstehen, Bücken, Heben, Stehen und Gehen.

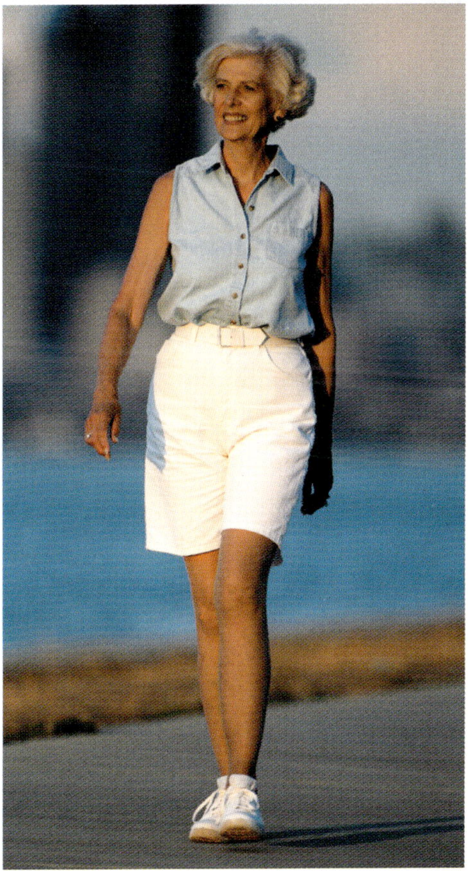

Testen Sie Ihre Körperhaltung!
Haben Sie schon einmal ganz genau gesehen und gespürt, wie Ihre Alltagskörperhaltung ist? Vielleicht hat Ihnen schon einmal ein Arzt gesagt, dass Sie einen runden Rücken oder ein Hohlkreuz haben, aber richtig spüren konnten Sie das bisher noch nicht. Um dieses Spüren und Erleben der eigenen Haltung geht es im folgenden Test.
Sie benötigen dazu einen großen Spiegel, in dem Sie sich in voller Größe sehen können.
Stellen Sie sich, möglichst nur mit Unterwäsche bekleidet, in Ihrer üblichen Haltung so davor, dass Sie Ihren Körper von der Seite sehen können. Was fällt Ihnen dabei auf?

- Sind Ihre Schultern nach vorne geneigt, so dass der Rücken eine runde Form annimmt?

- Betrachten Sie die Wölbung Ihres Bauches. Sind die Muskeln schlaff und der Bauch tritt deutlich hervor?

- Stehen Sie auf starr angespannten Beinen mit durchgedrückten Knien?

So können Sie Ihre Haltung verändern!
Damit Sie das Gefühl der richtigen, weil für Ihren Körper besseren Körperhaltung erleben können, gehen Sie nun folgendermaßen vor:

- Stellen Sie sich zunächst eine gedachte Linie von Ihrem Ohr abwärts bis zum Fußknöchel vor. Diese Gerade stellt die Schwerkraftlinie Ihres Körpers dar: Ohr und Armkugel sowie Hüft-, Knie- und Sprunggelenk des Fußes sollten weitgehend auf dieser Linie liegen, damit das Körpergewicht richtig verteilt wird.

- Wenn Sie ein Hohlkreuz haben, schiebt sich der Bauch nach vorne und die Schultern hängen. Wenn Sie nun Ihre Hüfte in eine Linie mit den anderen oben genannten Punkten des Körpers bringen, verändert sich automatisch Ihre gesamte Haltung: Rücken und Schultern richten sich auf, das Becken wird von den Bauchmuskeln gehalten, die obere Rückenpartie hebt sich, da der Rücken durch die Wirbelsäule und das Becken gestützt wird.

- Jetzt stehen Sie richtig! Sämtliche Muskeln können sich entspannen, und das Gewicht ist optimal verteilt.

- Wahrscheinlich wird Ihnen diese neue Haltung »unnatürlich« vorkommen, da Sie sich sicherlich schon an Ihre Fehlhaltung gewöhnt haben. Bleiben Sie ein paar Minuten in dieser Position stehen, danach lassen Sie sich wieder in Ihre gewohnte Haltung gleiten.

- Wiederholen Sie diese Übung, und nehmen Sie Ihre Hände als Unterstützung: Mit der rechten Hand drücken Sie Ihr Becken am Kreuzbeinbereich sanft nach vorne, die linke Hand drückt leicht von vorne auf den Bauch.

- Achten Sie bei dieser Übung darauf, dass Ihre Muskeln (besonders die Oberschenkelmuskulatur) entspannt bleiben. Zwingen Sie sich also nicht mit Anstrengung in die neue Position, sondern lassen Sie Ihre Muskeln locker in die andere Stellung gleiten.

- Machen Sie diese Übung immer mal wieder zwischendurch, etwa beim Warten auf den Bus, beim Schlangestehen an der Kasse im Supermarkt...

Die aufrechte Sitzhaltung

Mit geradem, aufgerichtetem Rücken zu sitzen, ist eine körpergerechte Haltung, die sowohl die Beckenboden- als auch die Rückenmuskulatur entlastet. Außerdem ist sie Ausgangsposition für die Haltungsschulung und viele Übungen. Wenn Sie längere Zeit sitzen, zum Beispiel am Arbeitsplatz, sollten Sie keine starre Haltung einnehmen, sondern dynamisch sitzen, das heißt, Ihre Sitzhaltung möglichst oft verändern. Das kann so aussehen, dass Sie sich im Wechsel anlehnen, mit gestreckter Wirbelsäule nach vorn beugen oder auch mal kurz zusammensinken.

So sitzen Sie aufrecht

1. Setzen Sie sich auf einen Hocker mit gerader, ungepolsterter Sitzfläche. Ihre Füße stehen mit den ganzen Sohlen schulterbreit auseinander. Die Sitzfläche sollte so hoch sein, dass Ihre Oberschenkel waagerecht stehen oder besser noch, zu den Knien leicht abfallen. Wenn die Knie höher sind als die Hüftgelenke, ist es sehr schwierig, aufrecht zu sitzen. Sie werden schnell in eine runde, unerwünschte Haltung zusammensinken, die den Druck auf den Beckenboden verstärkt.
2. Nehmen Sie Ihre Sitzhöcker wahr und bringen Sie das Becken so weit nach vorn, dass Sie etwas vor den Sitzhöckern sitzen, aber den Kontakt noch behalten. Ihr Körper ist jetzt schon weitgehend aufgerichtet.

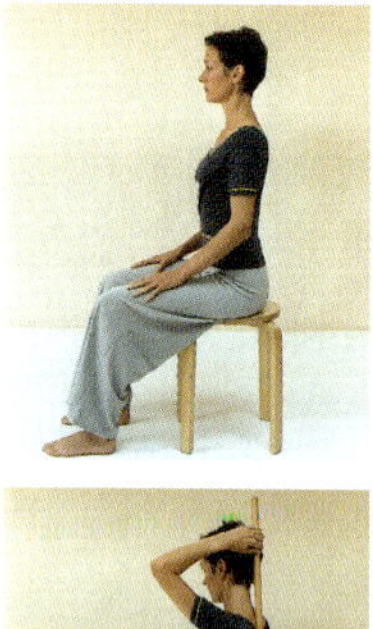

3. Lassen Sie Ihre Schultern entspannt sinken und ziehen Sie das Brustbein leicht nach vorn und oben. Ihr Kopf ruht auf der Wirbelsäule und Sie blicken geradeaus.
4. Wenn Sie in dieser Sitzposition einen Stab (Besenstiel) an den Rücken legen, berührt er jeweils einen Punkt am Hinterkopf, an der Brustwirbelsäule und am Kreuzbein. Falls Sie den Kopf in den Nacken nehmen müssen, damit der Stab den Hinterkopf berührt, dann legen Sie einen Finger dazwischen.

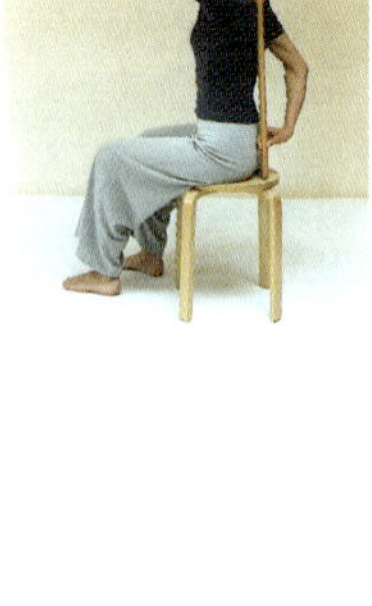

Damit der Beckenboden entlastet wird, sollten Sie immer folgende Grundregel beachten: Die Wirbelsäule bleibt aufgerichtet und der Bauch bleibt gestreckt! Dafür ist es notwendig, dass Sie lernen, sich nicht aus dem Rücken, sondern aus den Hüftgelenken heraus zu bewegen. Wenn Sie unter schwacher Harninkontinenz leiden, können Sie durch diese Technik beispielsweise beim Heben schon kleine »Pannen« vermeiden.

Im Sitzen die Hüfte beugen

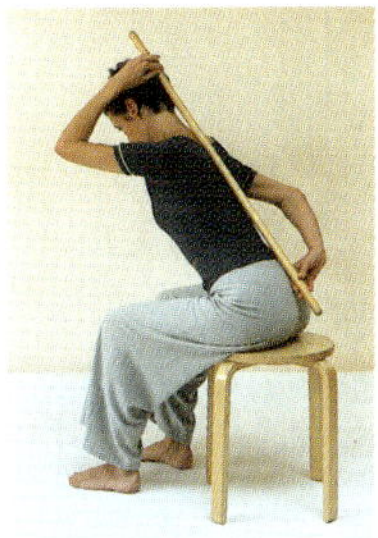

1. Nehmen Sie die aufrechte Sitzhaltung ein und halten Sie einen Stab an den Rücken (wie auf vorhergehender Seite beschrieben).
2. Beugen Sie sich aus den Hüftgelenken (in den Leisten!) nach vorne, ohne dabei die beschriebenen Berührungspunkte zu verlieren.
3. Gehen Sie genauso in die Ausgangsstellung zurück.

Diese Übung ist die Grundlage für rückengerechtes und den Beckenboden schonendes Verhalten. Wenn Sie die Übung beherrschen, können Sie den Stab weglassen.

Aufstehen und Hinsetzen

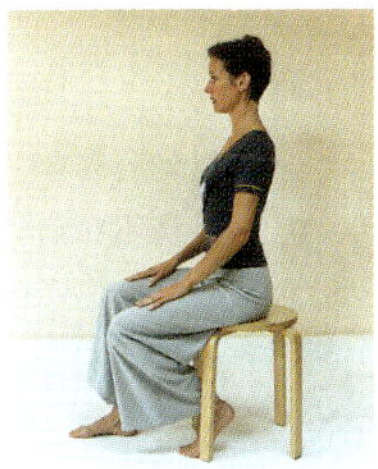

1. Stellen Sie Ihre Füße so dicht wie möglich in Schrittstellung an den Hocker, ein Fuß befindet sich unter der Sitzfläche.
2. Beugen Sie sich aus den Hüftgelenken so weit nach vorn, bis das Gewicht auf den Füßen liegt.
3. Drücken Sie die Füße in den Boden, stützen Sie sich auf den Oberschenkeln ab und stehen Sie auf. Die Bewegungsrichtung verläuft nach vorne und oben.

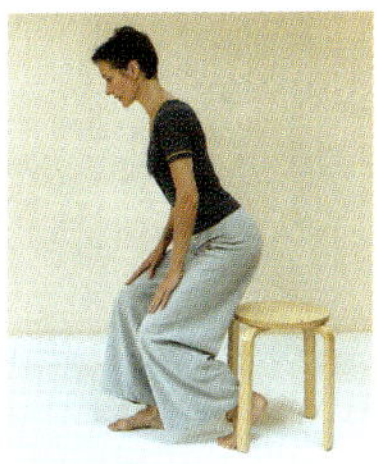

4. Wenn Sie sich setzen wollen, beugen Sie zuerst Hüfte und Knie, wobei das Gesäß nach hinten geschoben wird. Stützen Sie sich dabei wieder auf den Oberschenkeln ab und setzen Sie sich langsam hin.

Wenn Sie die Knie beugen, achten Sie immer darauf, dass sie über die Fußmitte zeigen! Auf diese Weise schonen Sie Ihre Gelenke. Denn eine X- oder O-Beinstellung führt zu vorzeitigem Verschleiß beziehungsweise Arthrose.

So bücken Sie sich richtig

Bei der Hausarbeit, im Beruf – wir bücken uns ganz selbstverständlich ohne groß darüber nachzudenken, um etwas aufzuheben, die Schuhe anzuziehen oder dergleichen. Doch auch bei dieser Alltagsbewegung kann man einiges falsch machen und den Beckenboden unnötig belasten. Damit Sie in Zukunft beim Bücken alles richtig machen, üben Sie wie folgt:

1. Als Vorübung legen Sie wieder den Stab an den Rücken und stellen Sie Ihre Füße in Schrittstellung.

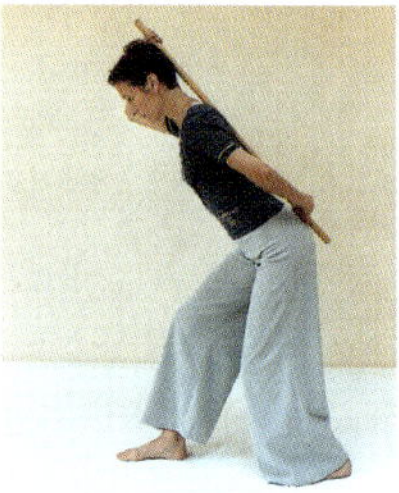

2. Beugen Sie Knie- und Hüftgelenke, schieben Sie das Gesäß nach hinten und beugen Sie den Rumpf – ohne die Berührungspunkte mit dem Stab zu verlieren – vor. Die Wirbelsäule und der Bauch bleiben dabei gestreckt. Sobald das Kreuzbein oder der Hinterkopf den Kontakt mit dem Stab verliert, ist Ihr Rücken rund geworden.
3. Spielen Sie mit dieser Bewegung: Beugen Sie die Knie weniger und die Hüftgelenke mehr und umgekehrt. Finden Sie heraus, welche Bewegung Ihnen leichter fällt. Dies ist individuell unterschiedlich und hängt von den Proportionen Rumpf-/Beinlänge ab. Bei Knieproblemen ist es auf jeden Fall günstiger, die Knie weniger und dafür die Hüftgelenke mehr zu beugen.
4. Wenn Sie den Bewegungsablauf mühelos mit Hilfe des Stabs beherrschen und die Berührungspunkte nicht mehr verlieren, üben Sie ohne Stab.

Heben leicht gemacht

Wie bereits erwähnt, sollten Sie bei einer Beckenbodenschwäche schweres Heben möglichst vermeiden. Damit Sie das richtige Heben aber allgemein üben können, heben Sie zunächst nur leichte Gegenstände, wobei Sie folgende Technik anwenden:

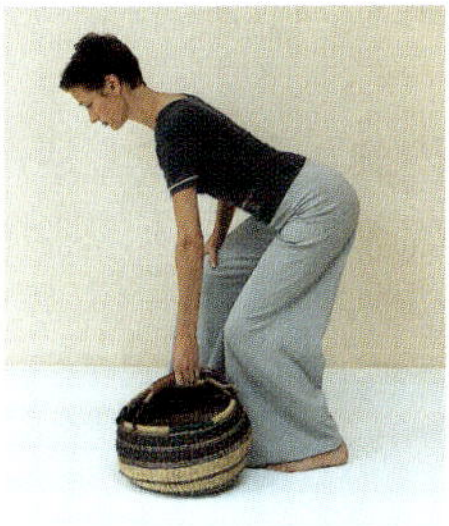

1. Treten Sie so dicht wie möglich an den Gegenstand heran. Ihre Füße befinden sich in Schrittstellung.
2. Beugen Sie sich aus den Hüft- und Kniegelenken vor, wobei Rücken und Bauch lang bleiben.
3. Spannen Sie zuerst den Beckenboden, dann den Bauch an und heben Sie mit dem Ausatmen den Gegenstand hoch.

Handelt es sich um einen schweren Gegenstand, wird die Hebetechnik in Schrittstellung schwierig. Benutzen Sie beim Üben beispielsweise eine leere Flaschenkiste oder dergleichen, damit Sie die nachfolgende Vorgehensweise ausprobieren und im Alltag umsetzen können:

1. Stellen Sie sich gegrätscht hin und beugen Sie sich aus den Hüft- und Kniegelenken heraus.
2. Auch wenn es in dieser Position nicht ganz einfach ist, den Beckenboden anzuspannen und die Spannung zu halten, sollten Sie immer zuerst den Beckenboden, dann den Bauch anspannen. Danach erst heben Sie den Gegenstand mit dem unterstützenden Ausatmen hoch.

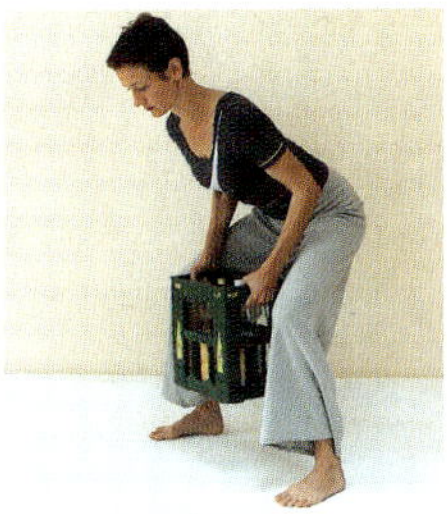

3. Vermeiden Sie Drehbewegungen während des Hebens und halten Sie die Last immer nah am Körper!

Das Becken kippen und aufrichten

Wenn Sie aufgerichtet sitzen oder stehen, ist das Becken aufgrund der natürlichen, physiologischen Krümmungen der Wirbelsäule gekippt,das heißt, der obere Beckenabschluss ist etwas nach vorn, der untere etwas nach hinten gekippt.

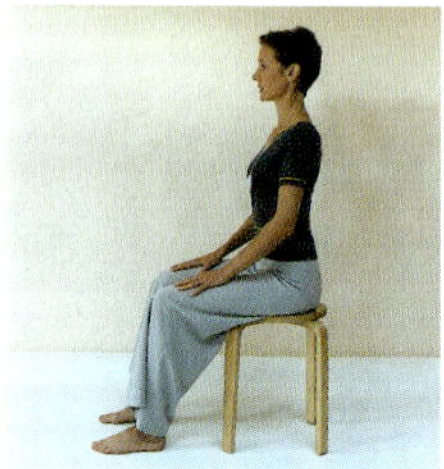

Wird das Becken nach hinten geschoben, richtet es sich auf und der Rücken wird rund.

Leider kommt es hier immer wieder zu Missverständnissen, weil man mit dem Wort »aufrichten« einen geraden Rücken verbindet. Doch das »Kippen« und »Aufrichten« des Beckens ist konträr zur Haltung: kippt man das Becken, ist der Körper aufgerichtet; richtet man das Becken auf, dann wird der Rücken rund.

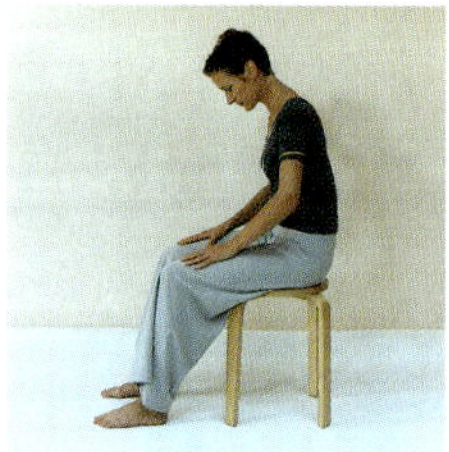

Übung I

Machen Sie diese Bewegungen nur so weit, wie Sie sie schmerzfrei ausführen können.

Wiederholen Sie die unterschiedlichen Bewegungen einige Male und nehmen Sie wahr, wie sich mit der Beckenstellung Ihre Haltung verändert!

1. Nehmen Sie die aufrechte Sitzhaltung ein und spüren Sie Ihre Sitzhökker.
2. Lassen Sie sich mit dem Becken etwas nach hinten sinken, so dass Sie hinter diesen Höckern sitzen. Das Becken ist jetzt aufgerichtet, der Rücken rund und der Kopf nach vorn gesunken.
3. Nun schieben Sie das Becken wieder vor bis Sie vor den Sitzknochen sitzen. Das Becken ist jetzt gekippt und die Wirbelsäule gestreckt.

Übung II
Das Becken mit gerader Wirbelsäule kippen und aufrichten

Diese Übung ist die Voraussetzung für alle weiteren Aufbau-Übungen, die Sie im Sitzen ausführen. Deshalb ist es wichtig, dass Sie das Kippen und Aufrichten Ihres Beckens in aufrechter Sitzhaltung gut beherrschen.

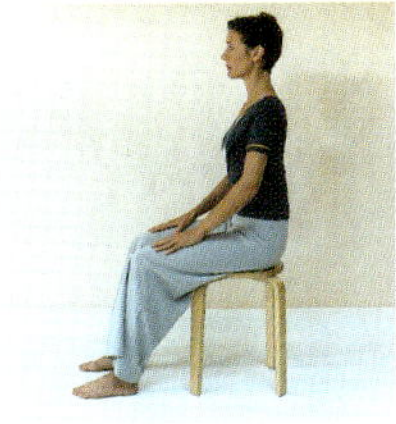

1. Nehmen Sie die aufrechte Sitzhaltung ein, spüren Sie die Sitzhöcker.
2. Lassen Sie den Oberkörper aufgerichtet und bewegen Sie jetzt nur das Becken nach hinten und wieder nach vorn (= kippen).

Meistens dauert es einige Zeit, bis man diese Beckenaufrichtung und -kippung beherrscht, ohne die Brustwirbelsäule mitzubewegen. Spüren Sie, wie die Spannung im Beckenboden zunimmt, wenn Sie das Becken aufrichten und bei der Beckenkippung wieder nachlässt. Die Spannung im Beckenboden steigt allerdings nur, wenn der Oberkörper aufgerichtet bleibt. Sobald der obere Rücken rund wird, lässt auch die Spannung im Beckenboden nach. Diese Übung ist Voraussetzung für die Aufbau-Übungen im Sitzen!

Gut und locker stehen

Beim Stehen nehmen wir oft eine völlig verkrampfte, starre Haltung mit durchgedrückten Knien ein. Doch die ideale, weil rücken- und beckenbodenfreundliche Körperhaltung beim Stehen sieht folgendermaßen aus:

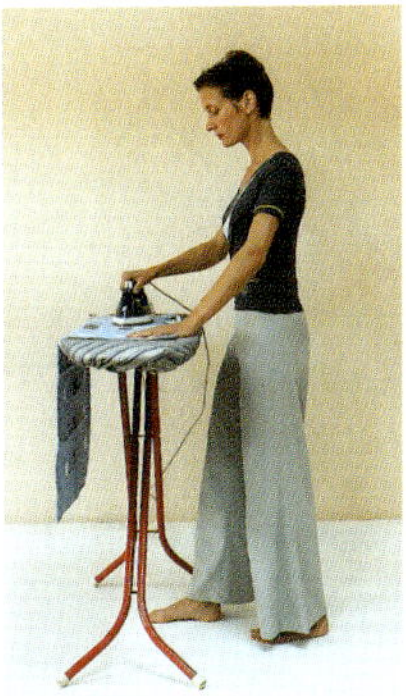

So macht langes Stehen keine Mühe.

1. Ihre Füße stehen hüftbreit auseinander. Die Fußspitzen sind leicht nach außen gerichtet und die Knie sind locker, denn mit durchgestreckten Knien sind kaum Beckenbewegungen möglich. Versuchen Sie beide Haltungen hintereinander einzunehmen. Spüren Sie die Unterschiede.

❷ Üben Sie in der lockeren Haltung nun die Beckenkipp-Bewegungen, also das Becken langsam aufrichten und kippen. Der Oberkörper bleibt dabei gerade aufgerichtet. Machen Sie diese Übung am besten vor dem Spiegel – so können Sie Ihre Haltung besser wahrnehmen.

❸ Wenn Sie längere Zeit stehen müssen oder Arbeiten im Stehen verrichten, stellen Sie die leicht nach außen zeigenden Füße in Schrittstellung und richten Sie das Becken etwas auf. In dieser Haltung ist Ihr unterer Rückenbereich entlastet und der Beckenboden leicht angespannt.

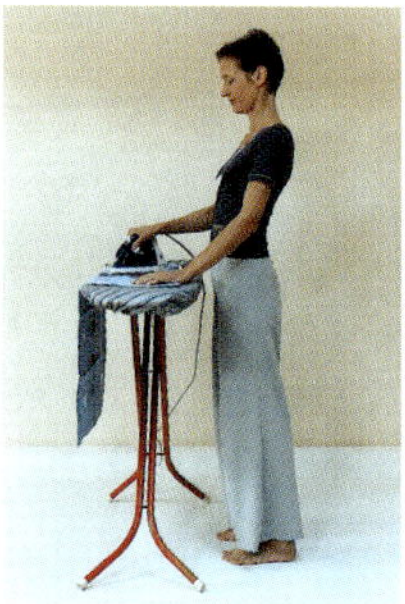

Die Haltung mit durchgedrückten Knien und mit Hohlkreuz ist ungünstig – außerdem fehlt dem Beckenboden die nötige Spannung.

Aufrecht gehen

Auch beim Gehen machen wir oft kleine Haltungsfehler, die für Rücken und Becken auf Dauer ungünstig sind. Die beste, für den ganzen Körper entspannende Haltung erreichen Sie, wenn Sie beim Gehen Ihren Oberkörper strecken, was Sie durch eine leichte Korrektur Ihres Beckens nach vorne erreichen können (siehe dazu Seite 54). Ihr Blick ist dabei nach vorne und nicht zum Boden gerichtet. Bei jedem Schritt federn Sie leicht in den Knien, also nicht mit durchgedrückten, starren Kniegelenken gehen, und betonen Sie das Abdrücken vom Boden mit den Fußballen.

Verschiedene Gangarten spüren

Bei dieser Übung können Sie anfangs ruhig etwas übertreiben und unterschiedliche Gangarten ausprobieren, etwa den typischen Gang eines Mannequins: Stelzen Sie mit stark vorgeschobenem Becken und starren, langen Beinen durchs Zimmer. Oder testen Sie den Trauer-Gang: mit gesenktem Kopf, Schultern nach vorne geneigt und den Po nach hinten geschoben, schlurfen Sie durchs Zimmer.

Danach bringen Sie sich wieder in die aufrechte, oben beschriebene Körperhaltung. Nehmen Sie bei allen Gangarten die unterschiedlichen Spannungszustände im Beckenboden wahr. Sie werden schnell feststellen, welche dieser Haltungen beim Gehen die Bessere ist.

Treppensteigen mit Schwung

Beim Treppensteigen sollten Sie immer die Muskelkraft Ihrer Beine schwungvoll einsetzen: Betonen Sie das Abdrücken des Fußballens von der unteren Stufe zur nächst höheren. Falsch wäre es, wenn Sie sich zur nächsten Stufe hochziehen, in dem Sie das Aufsetzen des oberen Fußes betonen.
Auch dies gelingt Ihnen spielend nach einigem Üben. Nutzen Sie einfach jede Treppe, die sie unbeobachtet hochsteigen, um sich (anfangs übertrieben) mit Schwung und Muskeleinsatz von einer Stufe zur nächsten hoch zu drücken.

Stabiler Aufbau: Übungen für Fortgeschrittene

Die nun folgenden Übungen kräftigen die gesamte Muskulatur des Beckenbodens auf natürliche Weise. Doch bevor Sie damit anfangen, sollten Sie die vorherigen Trainingseinheiten gut beherrschen. Denn gerade die Wahrnehmungs- und Basisübungen sowie die unterstützende Atemweise, die Hüftbeugung mit gestreckter Wirbelsäule und vor allem das Kippen und Aufrichten des Beckens, sind grundlegende Voraussetzungen für das Erlernen weiterer, aufbauender Schritte im Beckenboden-Training.

So machen Sie beim Üben alles richtig

Das anschließende Programm habe ich in Aufbau- und Fortgeschrittenen-Übungen unterteilt, damit Sie die Intensität des Trainings langsam steigern können:

- Die **Aufbauübungen** sind für Anfänger gedacht und jeweils **blau** (zum Beispiel **A1**) gekennzeichnet,
- während für **Fortgeschrittene** die Übungen **rot** (zum Beispiel **F1**) hervorgehoben wurden.

Erst wenn Sie die Aufbauübungen **(blau)** ohne Mühe durchführen können, steigern Sie Ihr Training mit den Fortgeschrittenen-Übungen **(rot)** Um nur den Beckenboden wirkungsvoll zu trainieren, ist dies nicht notwendig, aber vielleicht haben Sie nach einiger Zeit Lust, Ihr Training abwechslungsreicher zu gestalten, sich mehr zu fordern und weitere Muskelgruppen einzubeziehen.

Varianten sind möglich

Zum **Übungsablauf** sollten Sie Folgendes wissen: Sie können die anschließenden Übungen der Reihe nach ausführen, wobei Sie mit täglich ein oder zwei Mal zehn Minuten Trainingsdauer beginnen. Anfangs **wiederholen** Sie die Übungen **mindestens dreimal**. Danach **steigern** Sie sich, indem Sie die Anzahl der **Wiederholungen** allmählich **erhöhen** und/oder täglich ein bis zwei Übungen dazu nehmen.
Sobald Sie das Gefühl haben, dass Sie die Übungen **gut beherrschen**, stellen Sie sich ein **eigenes Programm** zusammen, das Sie dann bei Bedarf immer wieder **variieren** können. Allerdings sollten Sie bei den Aufbau- und Fortgeschrittenen-Übungen darauf achten, dass Sie außer dem Beckenboden nicht nur die Bauch- oder nur die Rückenmuskulatur stärken, sondern möglichst viele verschiedene Muskelgruppen trainieren.

Brechen Sie eine Übung ab, wenn Sie Schmerzen dabei empfinden und streichen Sie sie aus Ihrem Programm.
Vermeiden Sie ruckartige Bewegungen beim Üben. Gehen Sie langsam in die Übung hinein und lösen Sie sie langsam wieder auf.
Übungen, bei denen der Beckenboden höher liegt als das Herz (siehe Übung A5/F5/A10/F10), so genannte Entlastungsübungen, sind besonders angenehm für Frauen, die eine spürbare Senkung haben. Vielen fällt es auch leichter, in dieser Position die Spannung im Beckenboden zu halten.

Im letzten Kapitel stelle ich Ihnen dann noch zwei Trainingsprogramme vor, die Sie täglich zehn beziehungsweise dreißig Minuten lang durchführen können. Natürlich ist es auch dabei möglich, kleine Änderungen vorzunehmen, um die Übungen Ihren Wünschen und Bedürfnissen anzupassen: Sie können beispielsweise die Zeit etwas verlängern und Übungen unterschiedlicher Schwierigkeitsgrade einbauen. Den Übungsmöglichkeiten sind keine Grenzen gesetzt.

Übungsanleitung

Jede nachfolgend aufgeführte Übung ist nach einem immer wiederkehrenden Schema aufgebaut, was Reihenfolge, grundlegende Bewegung, Atemweise, Zeitaufwand und Wiederholungen anbelangt. Damit nicht bei jeder Übung immer wieder die gleichen Anweisungen gegeben werden müssen, sollten Sie sich zunächst den unten stehenden Hinweis genau durchlesen und dann erst mit den Übungen beginnen.

!

Beachten Sie bitte folgende Anweisungen bei jeder Übung:

- Beginnen Sie jede Übung mit Schritt 1 und 2 der Basisübung wie auf den Seiten 46 und 47 beschrieben. Bauen Sie diese Anspannung immer mit der Ausatmung auf!
- Spannen Sie den Beckenboden so fest wie möglich an!
- Gehen Sie langsam in die Spannung hinein und halten Sie sie immer sechs bis zehn Sekunden lang aufrecht.
- Atmen Sie während der Anspannung gleichmäßig weiter, also keinesfalls die Luft anhalten.
- Entspannen Sie die Muskulatur nach jeder Übung mindestens genauso bis doppelt so lange (also etwa zehn bis fünfzehn Sekunden), wie die Anspannung gedauert hat, auch bei den Wiederholungen.
- Jede Übung sollten Sie mindestens drei Mal wiederholen, um einen Trainingseffekt zu erreichen. Sie können die Anzahl bis auf zehn Wiederholungen steigern.

Übungen in Bauchlage

Bei diesen Übungen liegen Sie auf dem Bauch, wobei Sie unbedingt darauf achten müssen, dass Sie die Halswirbelsäule nicht abknicken, sondern waagerecht zum Boden halten.

Dazu legen Sie Ihre Stirn anfangs auf den Händen ab, während Fortgeschrittene beim Anheben des Kopfes ohne Zuhilfenahme der Hände das Gesicht zum Boden richten, so dass der Kopf immer in Verlängerung der Wirbelsäule gehalten wird.

!

Wenn Sie Probleme mit Ihrem Nacken haben, heben Sie den Kopf nicht an, sondern legen die Stirn auf einem vierfach zusammengefalteten Handtuch ab.

Bei Rückenbeschwerden oder Hohlkreuz ist es entspannender, wenn Sie sich ein Kissen unter den Bauch legen, das bis zu den Leisten reicht.

A 1

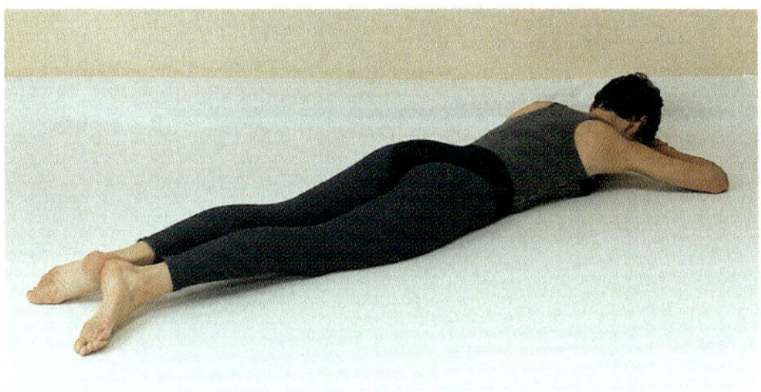

Die Fußspitzen zeigen nach außen. Nachdem Sie die Spannung mit dem Ausatmen aufgebaut haben (Basisübung Seite 48), richten Sie das Becken auf, indem Sie das Schambein zum Boden drücken.
Spannen Sie den Beckenboden so fest wie möglich an! Zur Entspannung lassen Sie die Fersen wieder nach außen sinken und schaukeln mit dem Becken nach rechts und links.

A 2

Anstatt die Fußspitzen nach außen zu drehen, setzen Sie nun Ihre Zehen auf. Drücken Sie das Schambein zum Boden. Anschließend heben Sie die Knie an, wobei die Zehen weiterhin am Boden aufstehen. Jetzt spüren Sie auch eine Spannung im Po und in den Beinen.

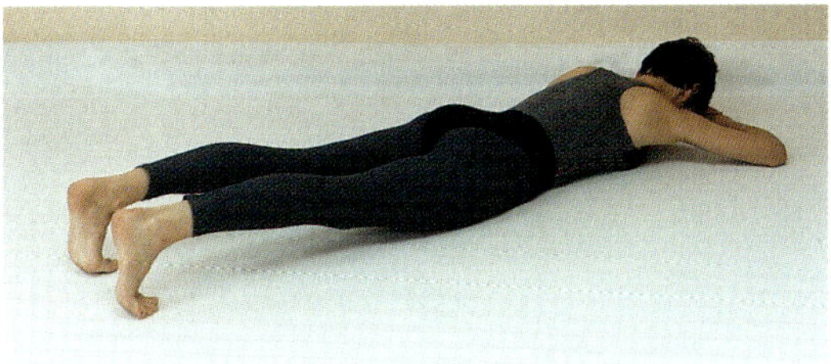

A 3

Nun kreuzen Sie die Beine so, dass sich die Außenkanten der Füße berühren. Richten Sie das Becken auf und drücken Sie die Außenkanten der Füße fest aneinander, wobei die Füße am Boden liegen bleiben. Beckenboden-, Po- und Beinmuskeln sind dabei angespannt. Zur Entspannung legen Sie die Beine wieder nebeneinander und schaukeln mit dem Becken leicht nach rechts und links.

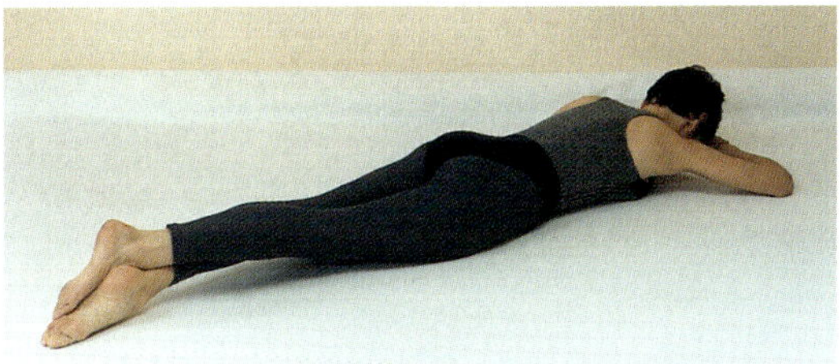

F 1

Heben Sie nun zusätzlich ein Bein gestreckt aus dem Hüftgelenk heraus leicht an, wobei die Fußspitze etwas nach außen gedreht bleibt. Anschließend üben Sie mit dem anderen Bein. Außer dem Beckenboden werden bei dieser Übung der untere Rücken, der Po und die Beine trainiert.

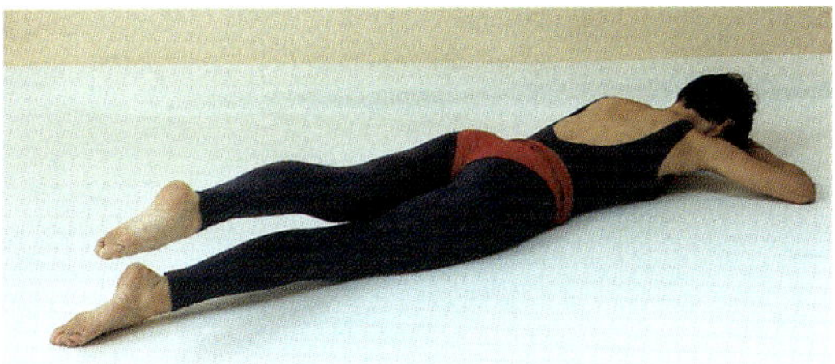

So können Sie sich steigern

Machen Sie mit dem angehobenen Bein aus dem Hüftgelenk heraus ganz kleine Auf- und Abwärtsbewegungen. Diese minimalen Bewegungen können in schneller Abfolge gemacht werden (in zehn Sekunden bis zu 20-mal). Dann wechseln Sie das Bein, wobei Sie insgesamt zwei bis drei Serien pro Seite ausführen.

Führen Sie das angehobene Bein waagerecht über dem Boden zur Seite. Dann führen Sie es langsam zurück über die Mitte bis über das liegende Bein (drei bis zehn Mal wiederholen und dann das Bein wechseln). Achten Sie darauf, dass das Becken am Boden bleibt.

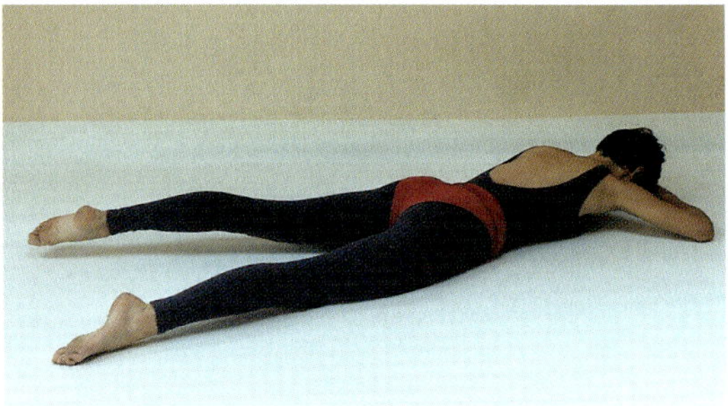

F 2

Bei dieser, wie auch bei der folgenden Übung (F 3), stärken Sie Ihren Rücken ganz gezielt im oberen Bereich. Gerade wenn Sie dazu neigen, mit den Schultern nach vorne zu sinken und im Rücken rund zu werden, wirkt diese Übung wahre Wunder. Neben den üblichen Muskeln (Beckenboden, Po und Beine), trainieren Sie jetzt auch Ihre Schulter- und Armmuskeln.

Ihre Arme liegen neben dem Körper, die Handflächen zeigen zum Boden. Die Stirn liegt auf dem Boden. Richten Sie das Becken auf, heben Sie Kopf und Arme an – die Stirn bleibt dicht über dem Boden. Ziehen Sie die Schulterblätter in Richtung Wirbelsäule.

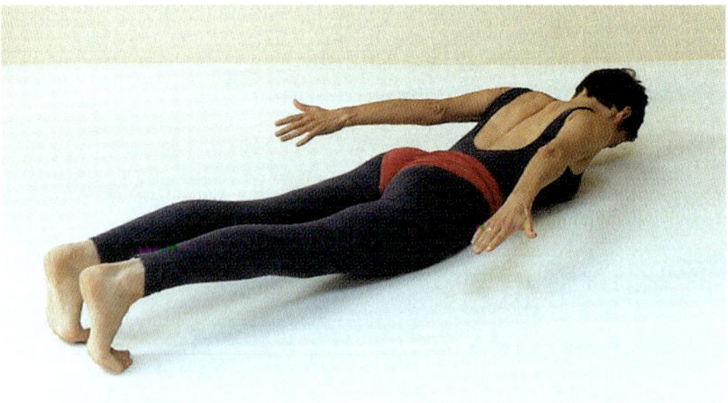

So können Sie sich steigern

Nehmen Sie während der Anspannungsphase verschiedene Armhaltungen ein:

Breiten Sie die Arme in Schulterhöhe seitlich aus und legen Sie die Hände abwechselnd auf den Hinterkopf (siehe Abbildung links).

Heben Sie Ihre Arme angewinkelt nach vorne an (U-Haltung; siehe rechte Abbildung).

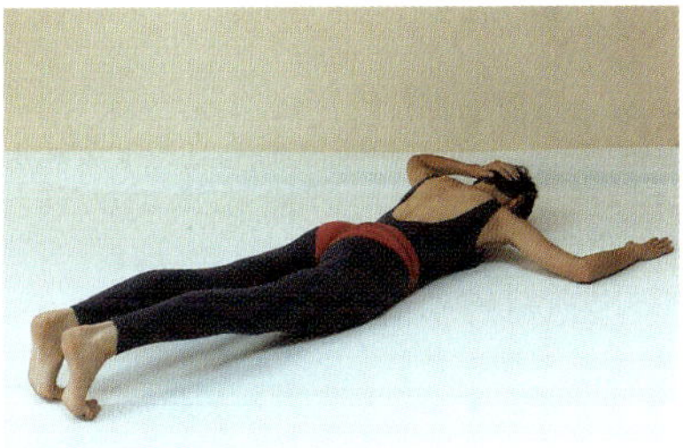

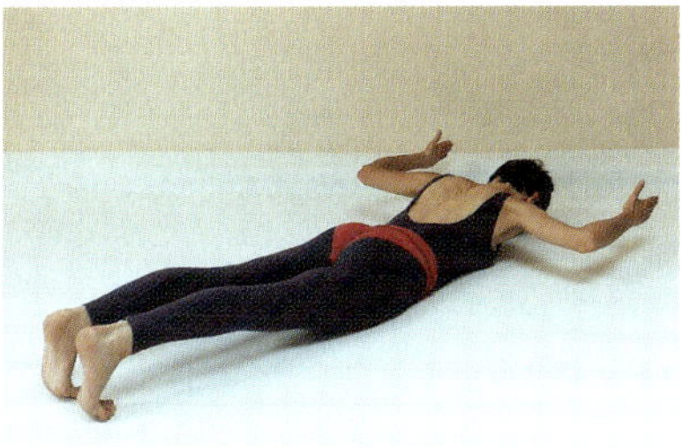

F 3

Sie liegen mit gekreuzten Füßen in Bauchlage, die Finger sind ineinander gehakt. Richten Sie das Becken auf, heben Sie Kopf und Arme leicht an und ziehen Sie die Ellenbogen nach außen.

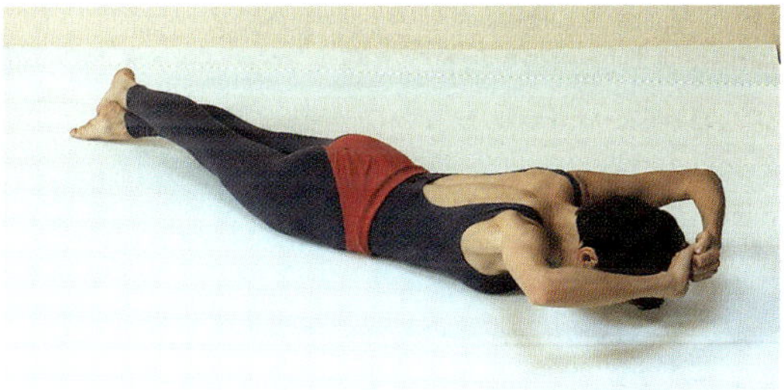

So können Sie sich steigern

- Drücken Sie die Handinnenflächen kräftig zusammen und heben Sie Kopf und Arme leicht an.

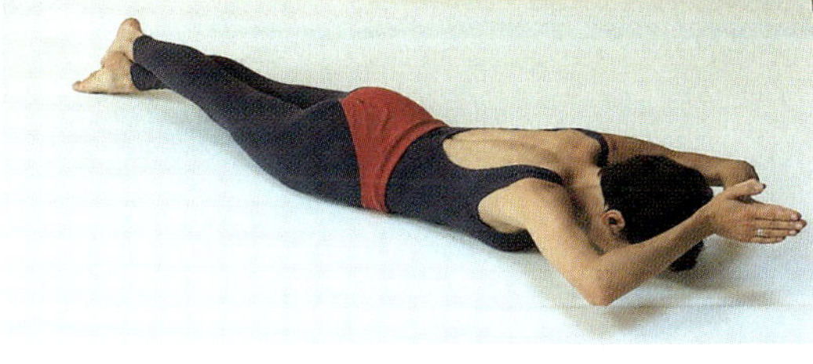

- Kreuzen Sie die Hände und drücken Sie die Handrücken fest aneinander. Kopf und Arme heben Sie wieder leicht an.

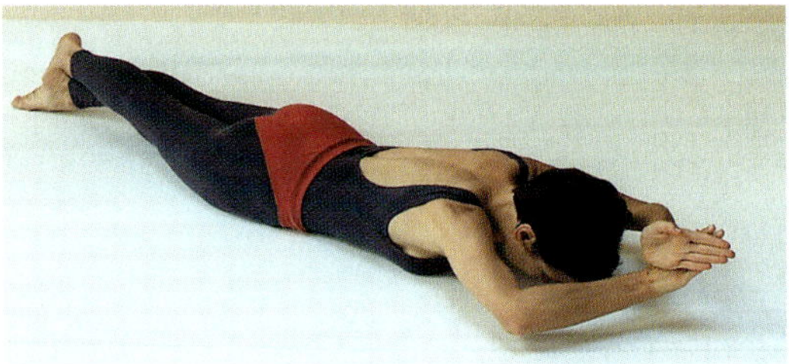

Übungen in Rückenlage

Damit Sie bequem und entspannt auf dem Rücken liegen, stellen Sie Ihre Beine auf. Ihre Arme liegen seitlich neben dem Körper, wobei die Handinnenflächen nach oben zeigen – diese Haltung begünstigt die Aufrichtung des oberen Rückenbereichs.

!

Falls Sie Probleme mit Ihrer Lendenwirbelsäule und Rückenbeschwerden haben, empfiehlt es sich, diesen Bereich mit einem »Lendenkissen« zu unterstützen. Dazu falten Sie ein Handtuch dreifach zusammen und legen es unter die so genannte Lendenbrücke. Das ist der Bereich zwischen unterer Lendenwirbelsäule und Übergang zum Becken, der in Rückenlage nicht ganz zum Aufliegen kommt. Benutzen Sie das Lendenkissen aber nur, wenn es mit Unterstützung angenehmer als ohne ist.

A 4

Sie liegen mit aufgestellten Füßen auf dem Rücken. Dann drücken Sie die Fersen fest in den Boden und richten das Becken auf. Dabei wird die Lendenwirbelsäule zum Boden beziehungsweise auf das Lendenkissen gedrückt. Anschließend entspannen Sie sich, indem Sie das Becken ablegen und die Knie nach rechts und links sinken lassen.

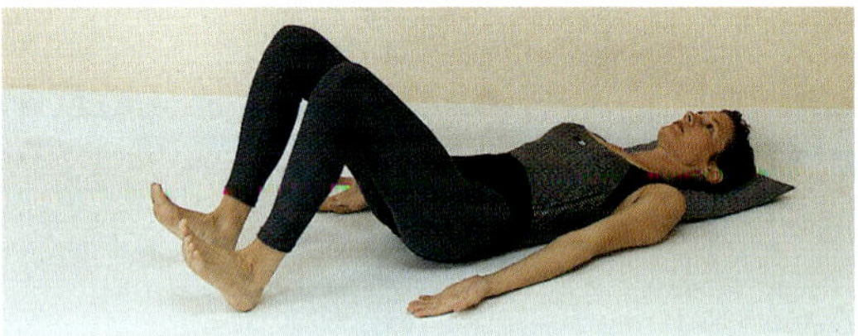

A 5

Bei dieser Übung werden eine ganze Reihe von Muskeln beansprucht, und zwar die untere Rücken-, Po- und rückwärtige Oberschenkelmuskulatur. Richten Sie das Becken auf und heben Sie es an, so dass Ihr Körper von den Knien bis zu den Schultern eine gerade Linie bildet.

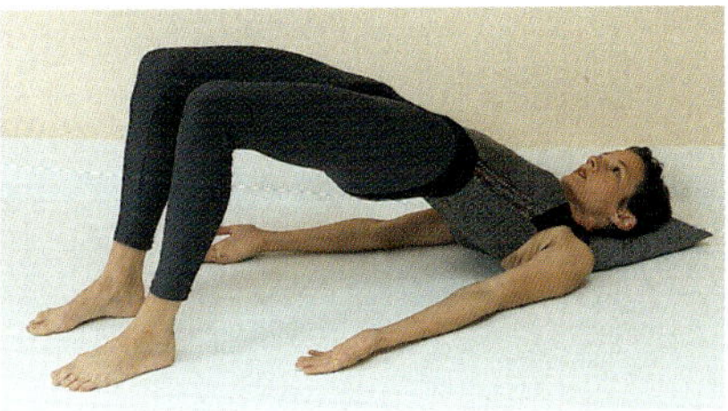

Wenn Sie gleichzeitig die Handrücken, Arme und Schultern fest in den Boden drücken, fällt es Ihnen leichter, das Becken anzuheben.

Achten Sie bei dieser Übung darauf, dass Ihre Knie nicht nach außen sinken, sondern in einer Linie mit den Fuß- und Hüftgelenken bleiben.

A 6

Jetzt trainieren Sie neben der Beckenbodenmuskulatur auch die Muskeln von Oberschenkel und Bauch. Ziehen Sie nacheinander beide Knie in Richtung Bauch und lassen Sie Ihre Sohlen nach oben zur Decke hin zeigen. Halten Sie die Beine über dem Körper, wobei Ihre Knie angewinkelt bleiben können. Jetzt folgt die Anspannung des Beckenbodens mit der Ausatmung (Basisübung Schritt 1 und 2). Bringen Sie gleichzeitig Ihre Fersen zusammen und drehen Sie die Zehen nach außen.

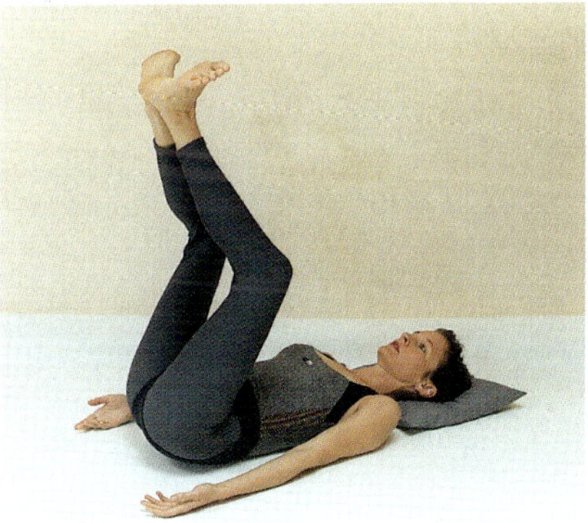

Danach entspannen Sie sich, indem Sie die Knie beugen und die Unterschenkel ausschütteln oder die Füße nacheinander aufsetzen und tief in den Bauch und den Beckenboden atmen.

F 4

Außer dem Beckenboden trainieren Sie mit dieser Übung Po, Bauch, Arme und vor allem den oberen Rücken. Sie liegen auf dem Rücken, die Arme befinden sich in der U-Haltung neben dem Kopf liegend. Richten Sie das Becken auf und drücken Sie Schultern, Arme und Handrücken gegen den Boden. Atmen Sie gleichmäßig weiter, spannen Sie den Beckenboden so fest wie möglich an.

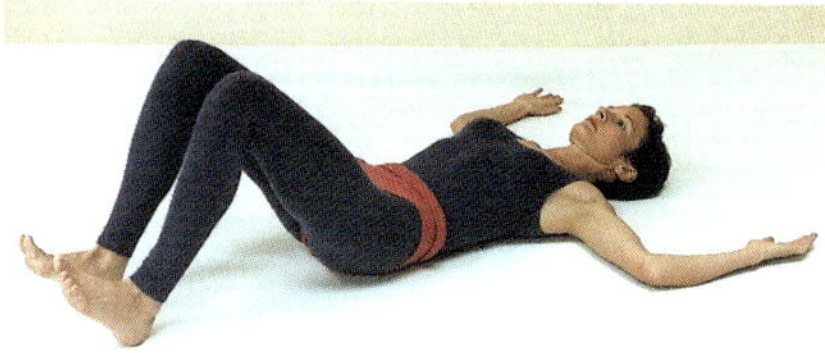

So können Sie die Übung abwandeln

Halten Sie die Arme angewinkelt hinter den Kopf dicht über dem Boden. Drücken Sie Handflächen zusammen, ziehen Sie die Ellenbogen in Richtung Boden. Achten Sie darauf, dass Ihre Lendenwirbelsäule am Boden bleibt!

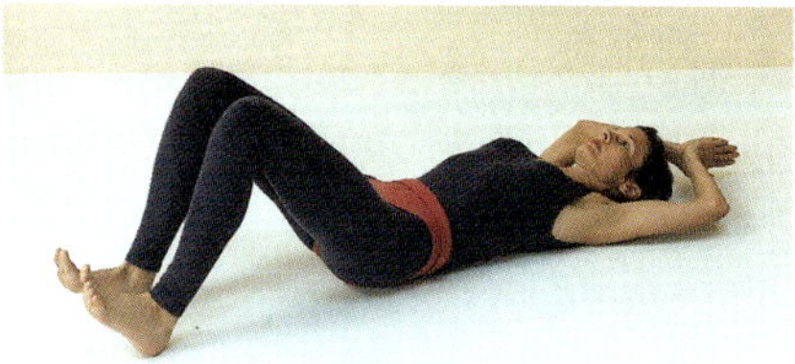

F 5

Neben dem Beckenboden trainieren Sie jetzt vor allem die rückwärtige Oberschenkelmuskulatur, den Po, sowie den unteren Rücken.
Richten Sie das Becken auf und heben Sie es an, so dass Ihr Körper von den Knien bis zu den Schultern eine gerade Linie bildet. Dann bewegen Sie das Becken mit Ihrem Atemrhythmus auf und ab: beim Ausatmen heben, beim Einatmen senken.
Nach zwei bis drei Atemzügen entspannen Sie sich ein paar Sekunden und wiederholen dann die Übung noch zwei bis drei Mal.

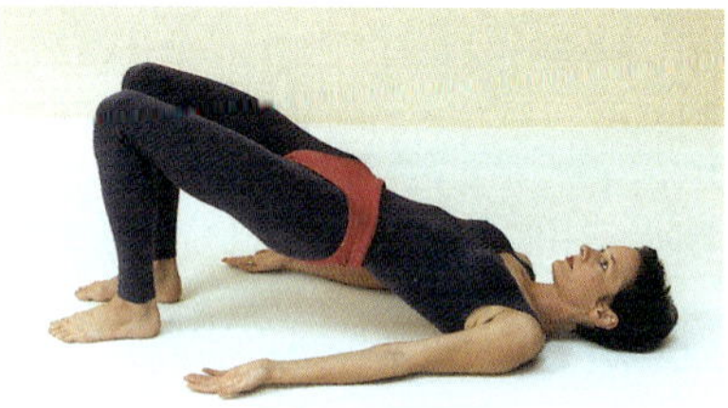

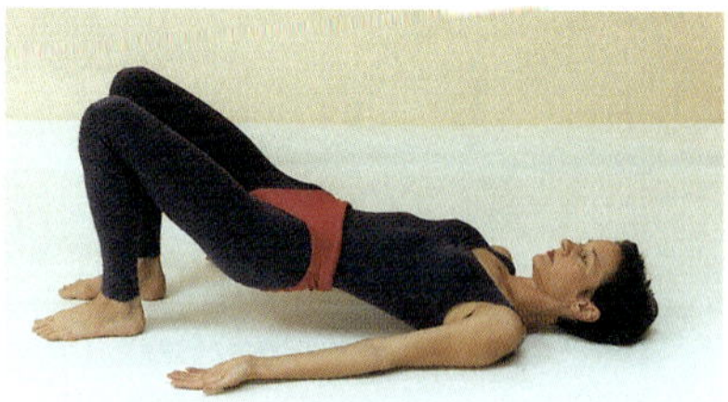

So können Sie sich steigern

Lösen Sie nach dem Anheben des Beckens einen Fuß vom Boden und strecken Sie das Bein aus, wobei Sie die Fußspitze in Richtung Schienbein ziehen. Danach stellen Sie den Fuß wieder auf und führen die gleiche Übung mit dem anderen Bein durch. Achten Sie darauf, dass das Becken waagerecht bleibt!

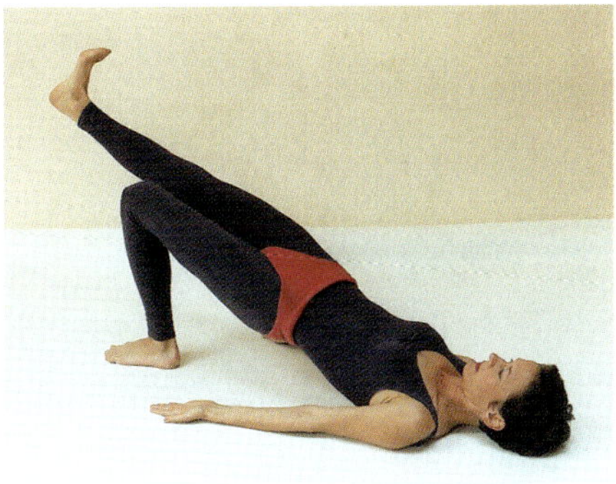

F 6

Diese Übung trainiert außer dem Beckenboden und den Beinen besonders die gerade Bauchmuskulatur Kreuzen Sie Ihre leicht angewinkelten Beine über dem Bauch und falten Sie die Hände am Hinterkopf. Spannen Sie den Beckenboden mit dem Ausatmen schichtweise an (Basisübung Schritt 1 und 2), drücken Sie die Beine fest zusammen. Heben Sie mit dem nächsten Ausatmen Kopf, Arme und Schultern leicht an. Die Ellenbogen bleiben in Richtung Boden gezogen, der Blick ist zur Decke gerichtet.

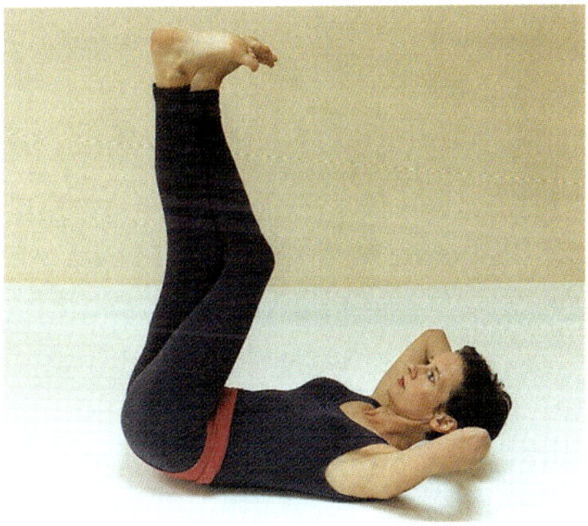

Atmen Sie in den Entspannungsphasen tief in Bauch und Beckenboden hinein. Halten Sie bei dieser Übung abwechselnd das rechte beziehungsweise linke Bein vorne.

So können Sie die Übung abwandeln

Damit auch die schrägen Bauchmuskeln gekräftigt werden, gehen Sie folgendermaßen vor:

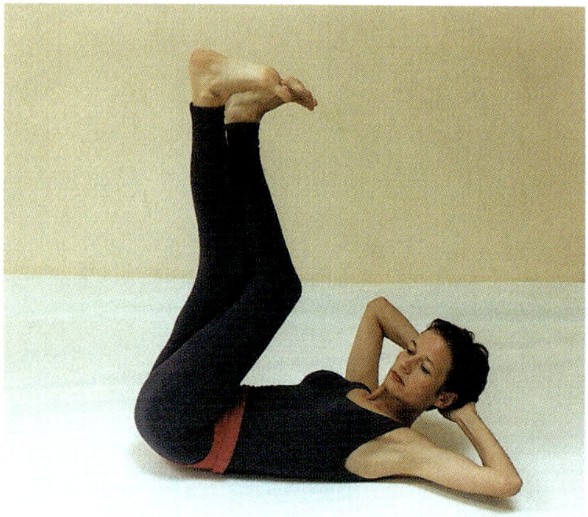

Drehen Sie sich beim Hochkommen aus dem Rumpf heraus mit der rechten Schulter ein wenig nach links, so dass sich Ihr Oberkörper in leicht diagonaler Haltung zu den Beinen befindet. Trainieren Sie erst zur einen, dann zur anderen Seite.

Achten Sie bei dieser Übung darauf, dass Sie beide Schultern leicht vom Boden anheben, und dass die Ellenbogen hinten bleiben.

Übungen in Seitenlage

Bei diesen Übungen liegen Sie auf der Seite. Mit der oberen Hand stützen Sie sich vor der Brust ab, damit Sie stabil liegen. Den Kopf können Sie entweder auf Ihrem Oberarm oder auf einem Kissen ablegen.

Wenn sie ein **Kissen** benutzen, sollte es genau den Abstand zwischen Kopf und Schulter ausgleichen (also weder zu dick noch zu dünn sein). Ihr Hals darf weder nach oben noch nach unten abgeknickt sein! Außerdem sollte das Kissen nicht unter Ihrer Schulter liegen.

A 7

Bei dieser und bei der nächsten Übung wird außer dem Beckenboden insbesondere die Muskulatur der Oberschenkelinnenseiten, die so genannten Adduktoren gekräftigt.

Legen Sie das obere Bein angewinkelt nach vorne ab, während Sie den unteren Unterschenkel, ebenfalls angewinkelt, nach hinten legen, (siehe obere Abbildung).

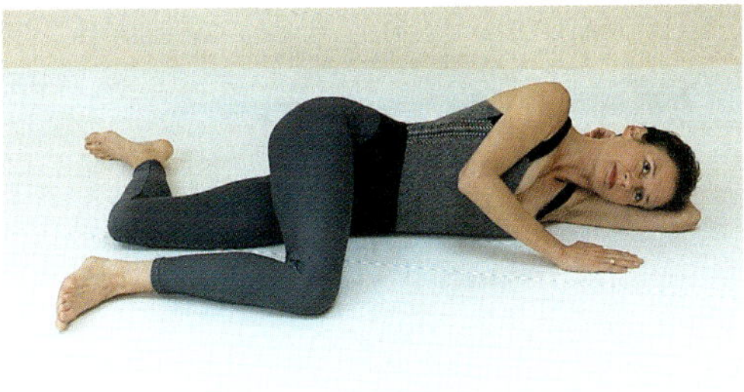

Heben Sie nun das untere/hintere Knie an und drücken Sie gleichzeitig das vordere Knie gegen den Boden (siehe untere Abbildung).

Trainieren Sie zuerst auf der einen, dann auf der anderen Seite.

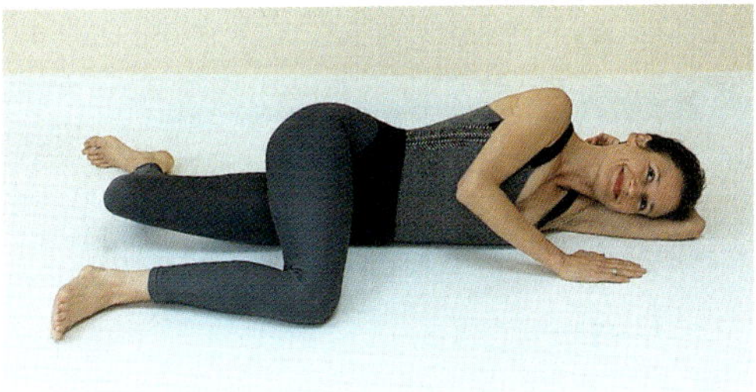

Achten Sie darauf, dass nur das hintere Knie, nicht aber der Fuß angehoben wird!

A 8

Sie befinden sich in Seitenlage, das obere Bein liegt angewinkelt nach vorne gerichtet. Jetzt strecken Sie das untere Bein lang aus, wobei es sich in einer Linie mit dem Rumpf befindet. Ziehen Sie die Spitze des unteren Fußes zum Schienbein und strecken Sie die Ferse weg. Mit der Anspannung des Beckenbodens heben Sie gleichzeitig das untere Bein an.

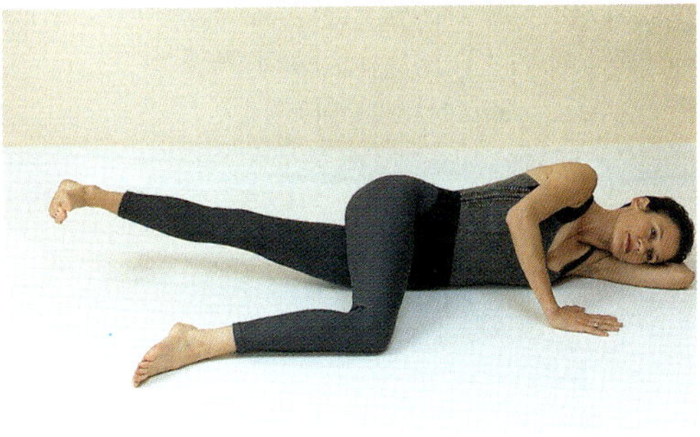

F 7

Mit dieser Übung trainieren Sie außer dem Beckenboden auch die Beine sowie die Rumpf- und Schultermuskulatur.

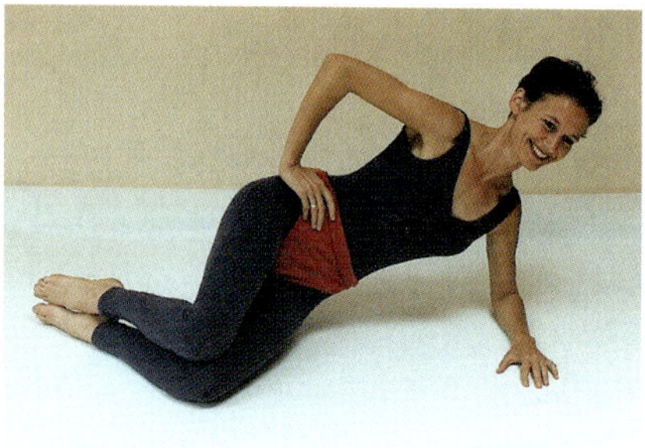

Beide Beine sind etwas angewinkelt, so dass Rumpf und Oberschenkel einen stumpfen Winkel bilden. Stützen Sie sich auf dem Unterarm ab, der Ellenbogen steht unter dem Schultergelenk. Nachdem Sie den Beckenboden angespannt haben, spannen Sie nun auch Po, Bauch und Oberschenkel an. Drücken Sie den Unterarm fest in den Boden (die Schulter bewegt sich vom Kopf weg) und heben Sie das Becken leicht an.

So können Sie sich steigern

Legen Sie das Becken nicht ab, sondern senken Sie es nur mit der Einatmung leicht, um es mit der Ausatmung gleich wieder anzuheben. Nach zwei bis drei Atemzügen entspannen Sie sich, danach wiederholen Sie die Übung noch drei bis vier Mal. Vergessen Sie den Seitenwechsel nicht!

F 8

Außer dem Beckenboden trainieren Sie mit dieser Übung auch Ihre Bein-, Bauch- und Gesäßmuskeln. Beide Beine liegen ausgestreckt, so dass Beine und Rumpf eine Linie bilden. Spannen Sie zuerst mit der Ausatmung den Beckenboden, dann Po, Bauch und Beine fest an und heben Sie die Beine geschlossen an. Ihren Kopf lassen Sie ganz entspannt auf dem Oberarm oder Kissen liegen.

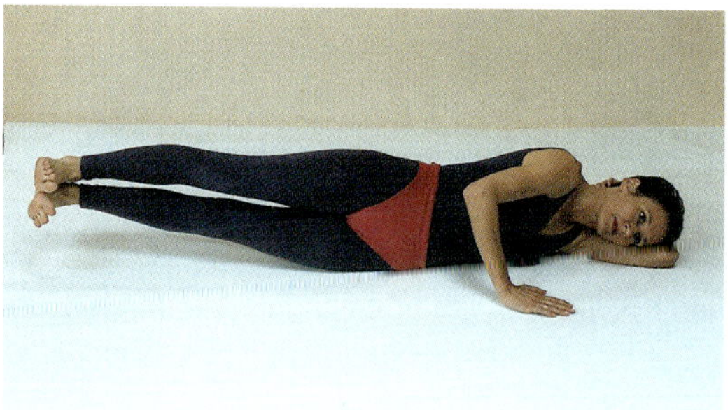

Je mehr Sie die Füße und Beine zusammendrücken, um so besser können Sie die Spannung im Beckenboden halten!

Übungen an der Wand

Die folgenden Übungen entsprechen denen in Rückenlage. Sie sind jedoch für viele Menschen einfacher auszuführen, weil sie den Widerstand der Wand nutzen können. Damit Sie ohne Probleme in die Ausgangsposition gelangen, setzen Sie sich zunächst seitlich zirka 30 Zentimeter entfernt zur Wand auf den Boden. Stützen Sie sich mit den Händen seitlich hinter dem Rücken ab, und ziehen Sie nacheinander die Knie zum Bauch. Nun drehen Sie sich auf dem Po zur Wand. Legen Sie den Rücken ganz langsam ab, indem Sie sich mit den Händen abstützen. Anschließend setzen Sie nacheinander Ihre Fußsohlen an die Wand. Ihre Ober- und Unterschenkel bilden nun einen rechten Winkel.

A 9

Sie liegen auf dem Rücken mit den Fußsohlen an der Wand. Die Fersen sind in Kniehöhe, Ober- und Unterschenkel bilden einen rechten Winkel. Ihre Arme liegen seitlich, wobei die Handinnenflächen nach oben zeigen. Wenn Sie den Beckenboden angespannt haben, drücken Sie die Sohlen gegen die Wand und Ihre Lendenwirbelsäule auf den Boden.

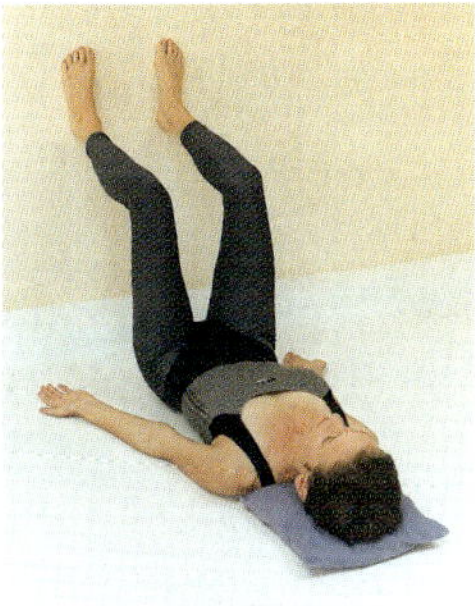

A 10

Setzen Sie nun Ihre Fußsohlen etwas höher, so dass die Fersen über den Knien stehen und Ober- und Unterschenkel einen stumpfen Winkel bilden. Beginnen Sie wie bei der vorhergehenden Übung mit der Anspannung des Beckenbodens und der Aufrichtung des Beckens. Dann heben Sie das Becken und den Rücken an, und zwar bis Ober- und Unterschenkel einen rechten Winkel bilden.
Entspannen können Sie, indem Sie die Knie auf den Bauch ziehen und leicht nach rechts und links schaukeln.

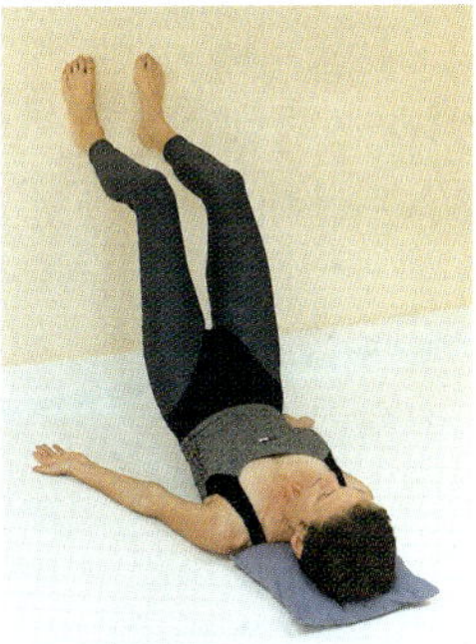

F 9

Diese Übung kräftigt nicht nur den Beckenboden, sondern ganz besonders die geraden Bauchmuskeln. Sie liegen auf dem Rücken mit den Fußsohlen zur Wand. Falten Sie die Hände am Hinterkopf und ziehen Sie die Ellenbogen in Richtung Boden. Nach der Anspannung des Beckenbodens richten Sie das Becken auf, und heben mit dem nächsten Ausatmen Kopf, Arme und Schultern an.

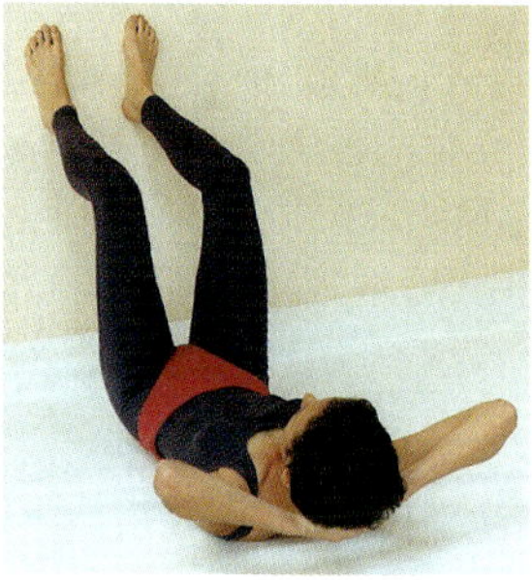

Achten Sie beim Üben darauf, dass Sie nicht den Hals beugen: der Blick ist zur Decke gerichtet, die Ellenbogen bleiben hinten. Und vergessen Sie das Atmen nicht: Nehmen Sie in den Entspannungsphasen ein paar tiefe Atemzüge (Bauchatmung).

So können Sie diese Übung abwandeln

Damit auch die schrägen Bauchmuskeln nicht zu kurz kommen, gehen Sie folgendermaßen vor: Kommen Sie nicht gerade, sondern diagonal hoch; Ihre linke Schulter zeigt etwas zum rechten Knie und beim Seitenwechsel umgekehrt. Die Bewegung kommt dabei aus dem Rumpf, nicht aus der Schulter! Trainieren Sie zuerst die eine, dann die andere Seite. Während der Entspannungsphasen legen Sie Kopf, Arme und Schultern ab und atmen Sie regelmäßig und tief (Bauchatmung).

F 10

Ihre Fußsohlen befinden sich immer noch an der Wand, wobei die Fersen über den Knien stehen, so dass Ober- und Unterschenkel einen stumpfen Winkel bilden. Dann heben Sie das Becken und den Rücken an, und zwar bis Ober- und Unterschenkel einen rechten Winkel bilden. Jetzt lösen Sie einen Fuß für sechs bis zehn Sekunden etwas von der Wand. Danach setzen Sie ihn wieder auf und legen den Rücken und das Becken Wirbel für Wirbel wieder ab. Anschließend üben Sie mit dem anderen Fuß.

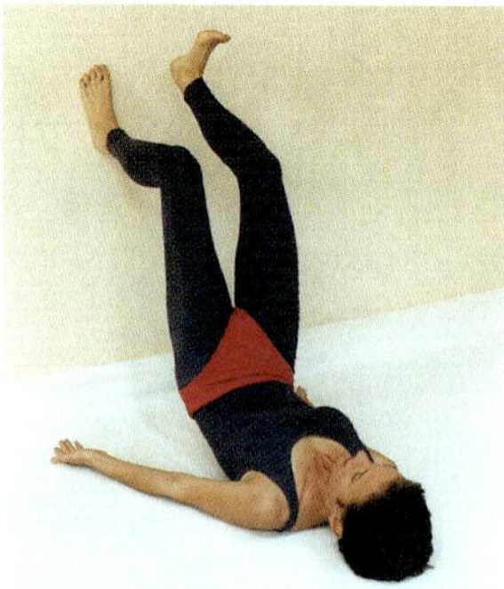

Übungen im Sitzen

Wie bereits bei den Basisübungen betont wurde, sind die Übungen im Sitzen etwas schwieriger als im Liegen, dafür wirken sie aber sehr effektiv und lassen sich leichter in den Tagesablauf integrieren.
Die Ausgangsposition ist die aufrechte Sitzhaltung (siehe Seite 56). Konzentrieren Sie sich immer erst auf Ihren Beckenboden und atmen Sie dabei tief (Bauchatmung) ein und aus. Danach führen Sie die Basisübung von Seite 49 einige Male aus, indem Sie die Spannung im Beckenboden (Schritt 1 und 2) mit dem Ausatmen aufbauen.

A 11

Die Hüfte beugen und strecken

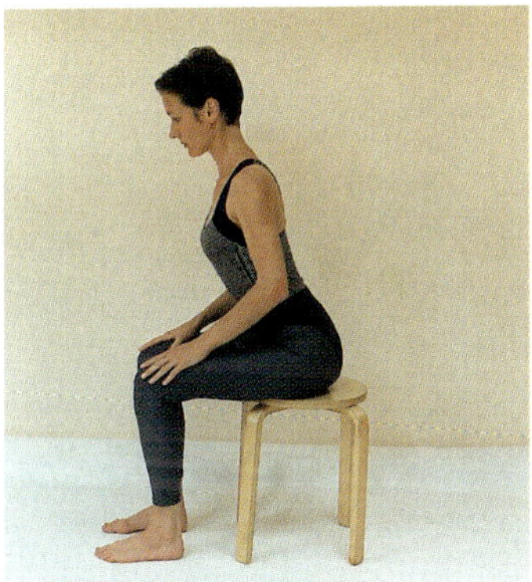

Nachdem Sie den Beckenboden angespannt haben, beugen Sie sich mit aufgerichteter Wirbelsäule aus den Hüftgelenken heraus nach vorn (siehe Seite 57). Sie sitzen jetzt weit vor den Sitzhöckern.
Verstärken Sie die Spannung im vorderen Beckenboden-Bereich um die Harnröhre. Halten Sie die Spannung und gehen Sie dann langsam zurück in die aufrechte Sitzhaltung.
Anschließend bringen Sie den gesamten Rumpf aus den Hüftgelenken nach hinten, wobei Sie nun die Spannung um den Afterschließmuskel verstärken. Nachdem Sie wieder die Ausgangsposition eingenommen haben, lassen Sie sich zur Entspannung einfach zusammensinken.

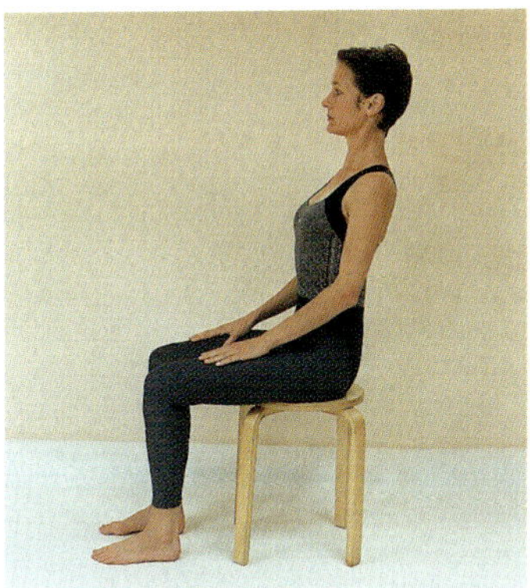

Ihre Wirbelsäule bleibt während der Anspannungsphase immer gestreckt und Ihr Kopf in Verlängerung der Wirbelsäule! Sie können sich zwar weit nach vorne beugen, aber nur ein wenig nach hinten, ohne im Rücken rund zu werden.
Falls Ihnen das nicht ohne weiteres gelingt, sollten Sie wieder den Stab (Besenstiel) zur Hilfe nehmen. Üben Sie so oft, bis Sie in der Lage sind, die gesamte Wirbelsäule wirklich gestreckt zu lassen.
Bei den ersten Ausführungen dieser Übung müssen Sie sich wahrscheinlich so konzentrieren, dass Sie die Atmung noch nicht beachten können. Sobald Sie die Übung beherrschen, beziehen Sie auch Ihre Atmung, wie nachfolgend beschrieben, mit ein.

Hüftbeugung und -streckung im Atemrhythmus

Nehmen Sie die aufrechte Sitzhaltung ein. Mit dem Ausatmen bauen Sie die Spannung im Beckenboden auf (Basisübung Schritt 1 und 2). Dann atmen Sie ein, und neigen sich mit dem Ausatmen aus den Hüftgelenken nach vorn. Mit dem Einatmen gehen Sie zurück in die Ausgangsposition und mit dem Ausatmen neigen Sie sich nach hinten. Dann gehen Sie mit dem Einatmen in die Ausgangsposition zurück, atmen aus und entspannen sich.

Passen Sie die Bewegung Ihrem Atemrhythmus an, und nicht umgekehrt.

A 12

Das Becken kippen und aufrichten

- Sie sitzen aufrecht, spannen den Beckenboden mit dem Ausatmen schichtweise an und ziehen ihn in den Körper hinein (Basisübung Schritt 1 und 2).
- Nun richten Sie Ihr Becken mit der Vorstellung auf, dass Sie den Beckenboden in Richtung Bauchnabel nach vorn hochziehen. Der obere Rücken bleibt gerade, denn nur das Becken bewegt sich! Der Impuls zur Bewegung kommt nämlich nicht aus der Lendenwirbelsäule son-

dern aus dem Beckenboden. Po und Bauch sind ebenfalls angespannt. Sie sitzen jetzt hinter den Sitzhöckern (siehe obere Abbildung).

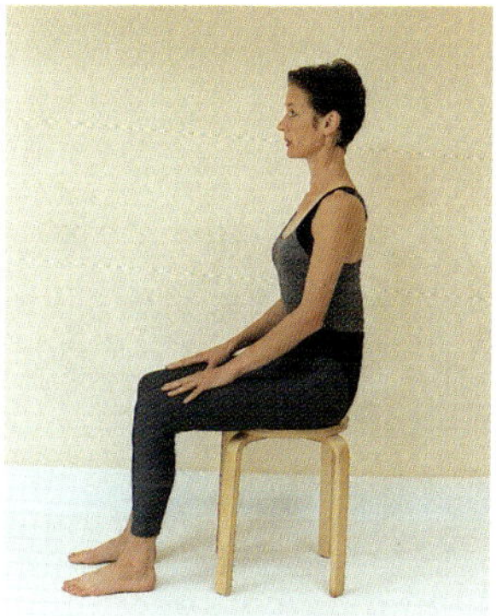

- Ohne die Spannung zu lösen, lassen Sie sich wieder in die Ausgangsstellung zurückgleiten, das heißt: Sie kippen das Becken wieder und sitzen leicht vor den Sitzhöckern (siehe untere Abbildung).
- Anfangs ist es sehr schwierig, nicht im oberen Rücken rund zu werden, wenn Sie das Becken aufrichten. Zum Üben und zur besseren Wahrnehmung können Sie Ihren Hocker an eine Wand stellen, so dass Ihr Rücken nah an der Wand ist. Der Rücken soll die Wand bei der Übung nicht berühren; auch dann nicht, wenn Sie das Becken aufrichten!

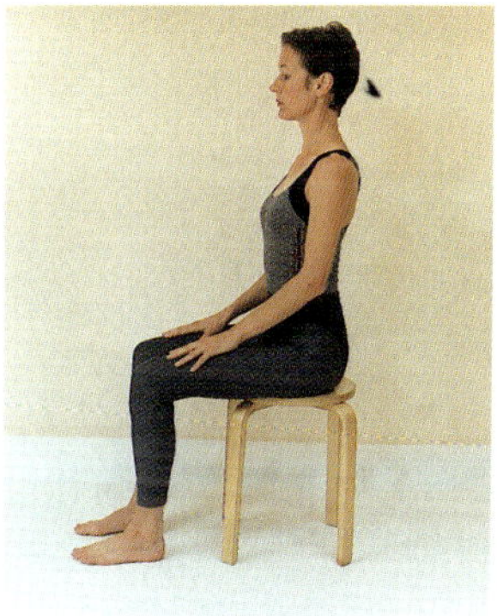

- Wenn Sie diese Übung beherrschen, üben Sie im Rhythmus Ihres Atems: Mit dem Ausatmen spannen Sie den Beckenboden schichtweise an und richten das Becken auf. Mit dem Einatmen kippen Sie Ihr Becken, ohne die Spannung zu lösen.
- Trainieren Sie so lange, bis Sie die Spannung mindestens drei Atemzüge lang halten und insgesamt drei dieser Serien ausführen können.

F 11

Hüftbeugung/-streckung und Armbewegungen

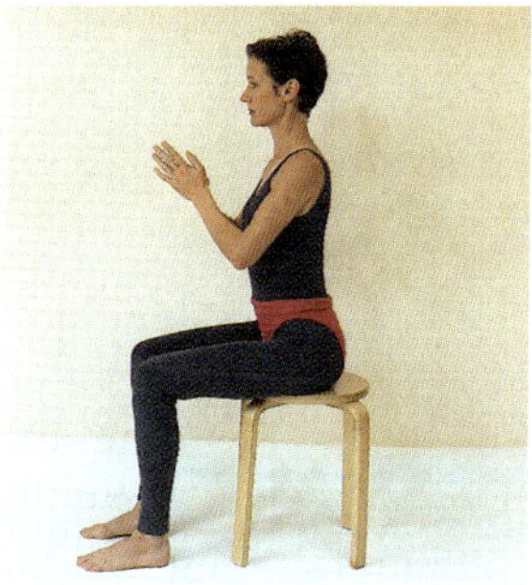

Diese Übung trainiert Beckenboden, Rücken, Bauch und Arme. Außerdem wird Ihr Koordinationsvermögen geschult.

In aufrechter Sitzhaltung legen Sie die Handflächen zusammen. Spannen Sie den Beckenboden mit dem Ausatmen an. Danach atmen Sie ein, drücken dann beim Ausatmen die Handflächen zusammen, beugen sich aus den Hüftgelenken nach vorne und führen beide Arme gleichzeitig möglichst weit nach hinten und oben (siehe obere Abbildung).

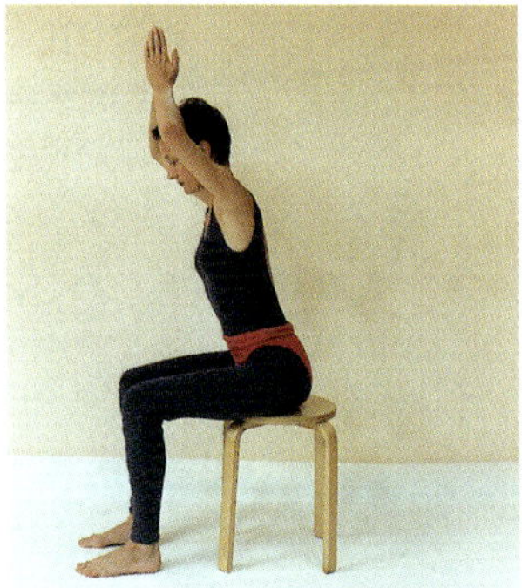

Mit der Hüftstreckung und Einatmung senken Sie die Arme wieder, drücken aber weiterhin die Handflächen zusammen. Mit der Ausatmung neigen Sie sich aus den Hüften etwas nach hinten (siehe untere Abbildung), und mit dem Einatmen kehren Sie in die Ausgangsposition zurück. Danach atmen Sie aus und entspannen sich. Wiederholen Sie drei bis fünf Serien.

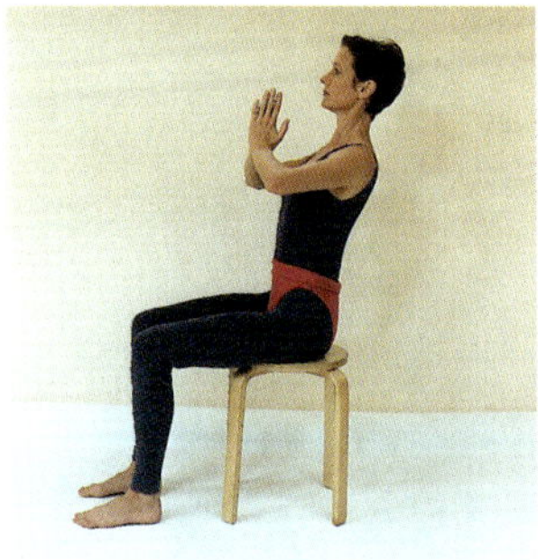

F 12

Beckenkippung/-aufrichtung

Mit diesen Übungen kräftigen Sie nicht nur Ihre Beckenboden-, Rumpf-, Schulter- und Armmuskulatur, sondern schulen auch Ihre Haltung und Ihr Koordinationsvermögen.

In aufrechter Sitzhaltung spannen Sie den Beckenboden mit der Ausatmung an, richten das Becken auf und führen gleichzeitig die Arme am Körper vorbei nach hinten und unten, wobei Ihre Handflächen nach hinten zeigen.

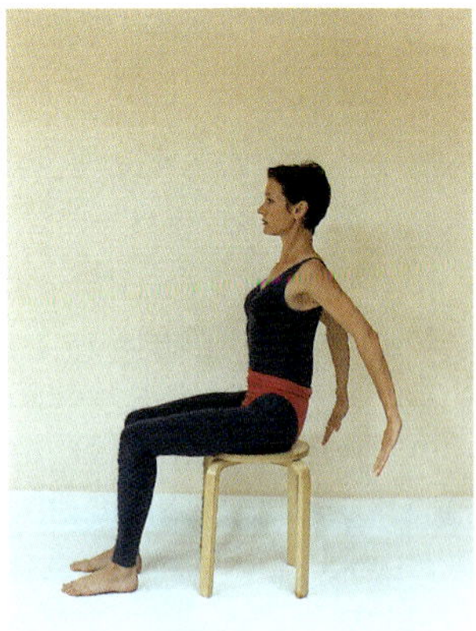

Mit dem Einatmen und der Beckenkippung strecken Sie dann Ihre Arme nach vorne und oben, ohne die Spannung im Beckenboden zu lösen.
Nach drei bis fünf Atemzügen entspannen Sie sich und wiederholen die Übung drei bis fünf Mal.
Diese Übung kann mit den verschiedensten Armhaltungen sowie mit unterschiedlichen Kleingeräten wie Stab, Thera-Band oder Gymnastikball ausgeführt werden. Grundübung ist dabei immer A12.

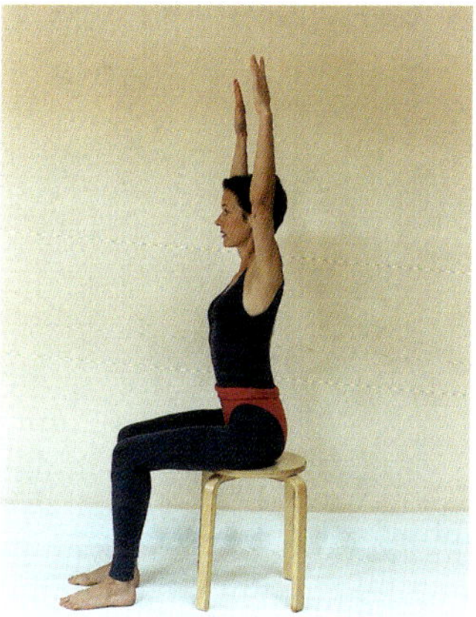

A 12

Übungen mit dem Stab

- In aufrechter Sitzhaltung spannen Sie mit dem Ausatmen den Beckenboden stufenweise an und richten das Becken auf. Gleichzeitig führen Sie den Stab hoch und drücken ihn dabei zusammen. Mit der Einatmung kippen Sie das Becken wieder, ohne dabei die Spannung im Beckenboden zu lösen. Gleichzeitig senken Sie den Stab in Brusthöhe und ziehen ihn dabei auseinander.

- Machen Sie diese sowie alle nachfolgenden Übungen über drei bis fünf Atemzüge. Danach entspannen Sie sich ein paar Sekunden und wiederholen die Bewegungsabläufe drei bis fünf Mal.

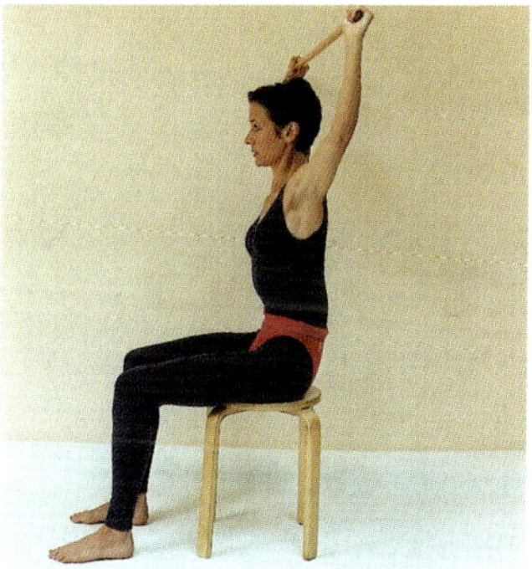

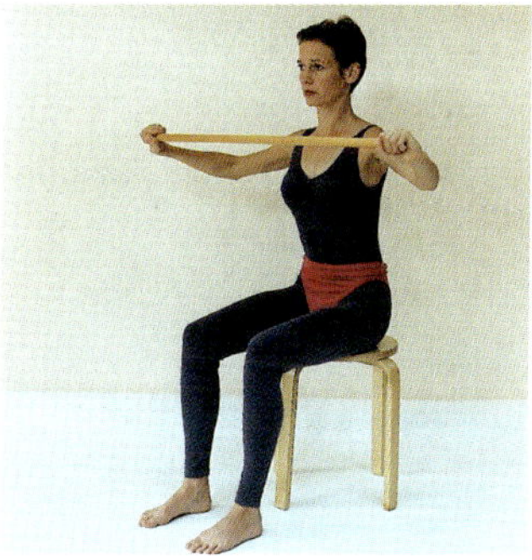

➡ Jetzt halten Sie den Stab mit ausgestreckten Armen hinter dem Rücken: Mit dem Ausatmen spannen Sie den Beckenboden an (Schritt 1 und 2 der Basisübung), richten das Becken auf und führen den Stab vom Körper weg (siehe linke Abbildung).

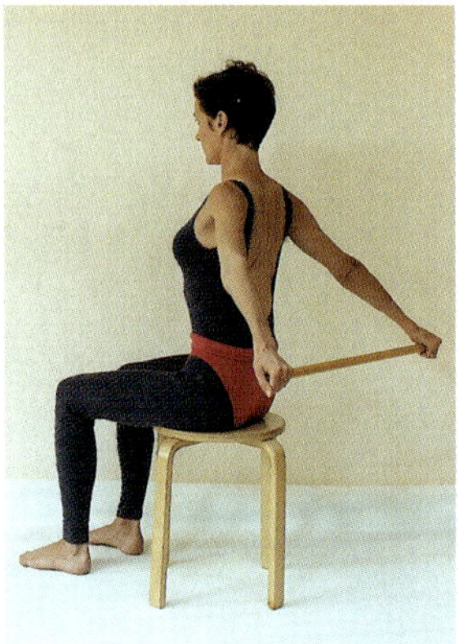

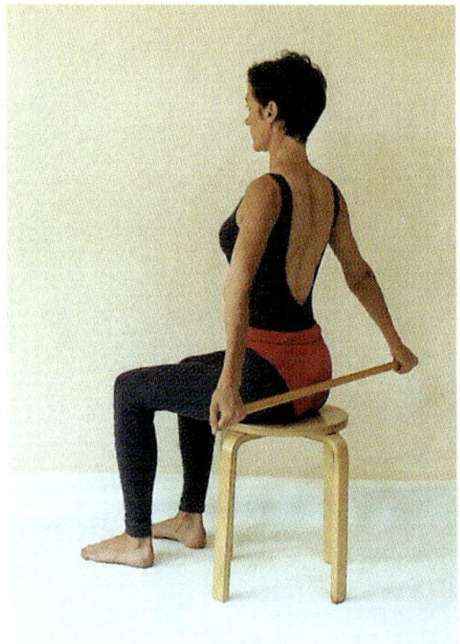

Mit dem Einatmen kippen Sie das Becken, ohne die Spannung zu verlieren, und drücken beziehungsweise ziehen den Stab hinter dem Rücken zusammen beziehungsweise auseinander (siehe rechte Abbildung).

➡ Mit der Ausatmung spannen Sie den Beckenboden an, richten das Becken auf und halten diesmal den Stab über dem Kopf nach oben (siehe linke Abbildung).

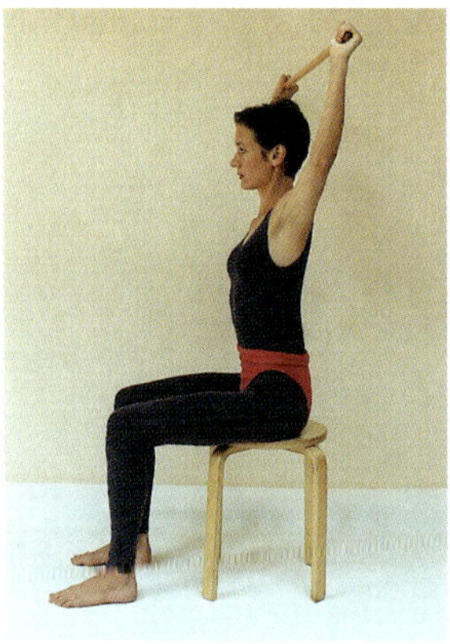

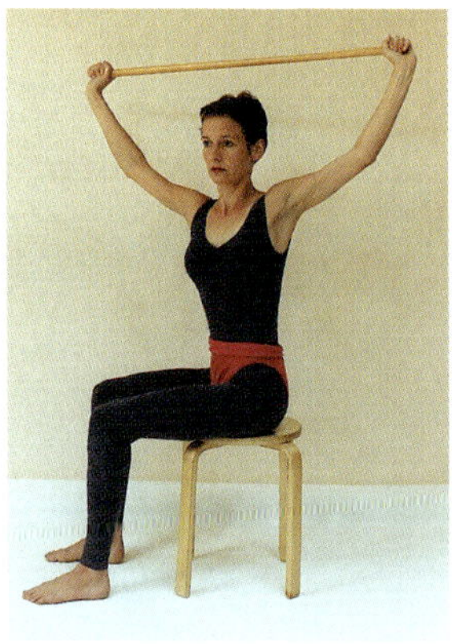

Mit der Einatmung und Beckenkippung drehen Sie sich heraus (das Becken darf sich nicht mitdrehen!) nach rechts beziehungsweise links. Mit der Ausatmung richten Sie das Becken wieder auf und führen den Stab zur Mitte (siehe rechte Abbildung).

➡ Nun halten Sie den Stab diagonal hinter dem Rücken, wobei beide Arme angewinkelt sind: Mit dem Ausatmen spannen Sie wieder den Beckenboden an und richten das Becken auf. Gleichzeitig ziehen Sie den Stab auseinander. (siehe linke Abbildung). Mit der Einatmung kippen Sie das Becken und drücken den Stab zusammen (siehe rechte Abbildung).

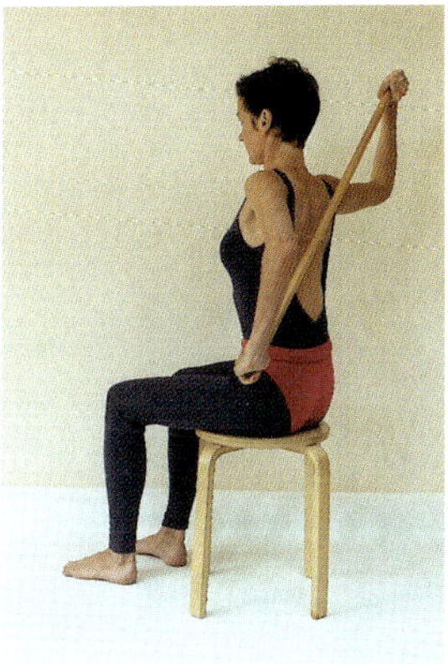

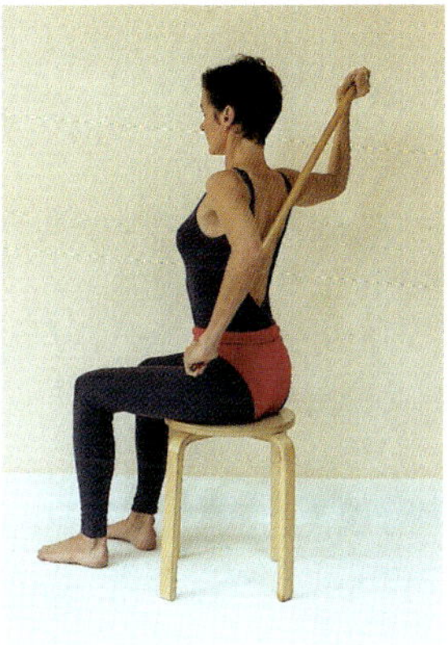

Statt eines Stabs können Sie auch ein elastisches Thera-Band (in Sportgeschäften erhältlich) benutzen, das Sie in den oben beschriebenen Positionen jeweils mit der Beckenaufrichtung auseinanderziehen.

Fitness für den ganzen Körper

Mit den folgenden Übungen stelle ich Ihnen ein komplettes Fitness-Programm vor, das Ihre Muskeln aufwärmt, dehnt, stärkt und entspannt. Gerade das **Aufwärmen** ist vor Beginn sämtlicher Bewegungsübungen notwendig, damit Sie unangenehmen Muskelkater vermeiden.
Nachdem die Muskeln gut durchwärmt sind, folgt die **Dehnung**, um eventuell verkürzte Muskeln wieder in die richtige Länge zu bringen.
Erst dann beginnen Sie, Ihre Muskulatur mit den **Aufbau- und Kräftigungsübungen der vorherigen Kapitel** zu stärken. Loslassen, tief durchatmen und nachspüren – zum Schluss rundet die **Entspannungsphase** Ihr neu gewonnenes Wohlgefühl angenehm und wirkungsvoll ab.
Wichtig ist, dass Sie sich regelmäßig bewegen und Ihren Körper mit Übungen fit halten, die ausgleichend wirken.

Das Aufwärmen

Jedes gute Fitness-Training beginnt mit einer Aufwärmphase, um den Kreislauf in Schwung zu bringen, die Muskeln zu lockern und gut zu durchbluten. Mit Musik geht das Aufwärmen am besten, da Sie sich im Rhythmus bewegen können. Allerdings sollten Sie beim Aufwärmen weder laufen noch hüpfen oder springen, weil diese heftigen Bewegungen Ihren Beckenboden zu stark belasten. Einfaches Gehen kombiniert mit gezielten, geschmeidigen Bewegungen reicht völlig aus, um den gewünschten Aufwärm-Effekt zu erzielen.
Die Aufwärmphase sollte mindestens sechs Minuten dauern.

So werden die Muskeln gut vorbereitet

Wählen Sie ein oder zwei Musikstücke mit einem einfachen, aber nicht allzu schnellen Rhythmus. Und so wird´s gemacht:

- Gehen Sie auf der Stelle, und lockern Sie dabei Ihre Arme und Schultern.
- Danach strecken Sie Ihre Arme im Wechsel weit nach oben zur Decke.
- Während Ihre Arme seitlich am Körper locker mitschwingen, heben Sie Ihre Fersen abwechselnd an.
- Jetzt strecken Sie beide Arme hoch und ziehen dabei abwechselnd Ihr linkes und rechtes Knie zum Bauch.
- Anschließend ziehen Sie Ihre Knie diagonal hoch und lassen Ihre Arme gegengleich mitschwingen.
- Nun ziehen Sie im Wechsel die Fersen zum Po.
- Danach stellen Sie Ihre Füße hüftbreit auseinander und stützen Ihre Hände an der Taille ab: Nun kippen Sie das Becken und richten es wieder auf.
- In gleicher Bein- und Armstellung verschieben Sie das Becken ein paar Mal nach rechts und links.

Das Dehnen

Nachdem Sie Ihre Muskeln durchwärmt haben, gehen Sie zum nächsten Schritt über: Beim Dehnen (auch Stretching genannt) werden die Muskeln durch sanfte, langsame Bewegungen in die Länge gezogen. Denn insbesondere die Oberschenkelmuskulatur, die Hüftbeuger sowie die großen Brustmuskeln sind bei den meisten Menschen verkürzt, was sich auf die gesamte Körperhaltung und damit auch auf die Spannung im Beckenboden ungünstig auswirkt. Außerdem schränken verkürzte Muskeln die Beweglichkeit der Gelenke erheblich ein. Das Dehnen ist hierfür ein idealer Ausgleich, denn es macht beweglicher und sorgt für eine bessere Körperhaltung.
Wichtig ist, dass Sie sich immer vor den Kräftigungsübungen dehnen, um verkürzte Muskeln in die richtige Länge zu bringen, bevor man sie auf-

baut. Aber auch, wenn Sie bestimmte Muskelgruppen während Ihres Kräftigungsprogramms sehr beansprucht haben, ist es ebenfalls sinnvoll, diese anschließend nochmals zu dehnen.

Damit Sie alles richtig machen!

- *Gehen Sie langsam in die Dehnungsphase hinein, und zwar so lange, bis Sie noch ein angenehmes Ziehen (also keinen Schmerz) verspüren.*
- *Dann halten Sie die Dehnung etwa zehn Sekunden lang. Vermeiden Sie dabei jedes Nachfedern (Wippen), und halten Sie die Spannung ganz ruhig und konstant.*
- *Wenn das Ziehen in den Muskeln nachlässt, dehnen Sie vorsichtig noch etwas mehr und halten dann wieder die Spannung.*
- *Machen Sie beim Dehnen keine ruckartige Bewegungen, sondern gehen Sie immer ganz langsam und sanft vor.*
- *Führen Sie jede Dehnung drei Mal aus.*

So werden die Muskeln angenehm gedehnt

Übung 1

Bei dieser Übung dehnen Sie die hintere Muskulatur Ihrer Oberschenkel und Waden:

➡ Sie liegen auf dem Rücken, ziehen das rechte Knie zum Bauch und falten Ihre Hände hinten am Oberschenkel. Wenn Ihnen dies nicht gelingt, nehmen Sie ein Handtuch zur Hilfe: Schlingen Sie das Handtuch um den Oberschenkel und fassen Sie es an den Enden. Jetzt strecken Sie das Bein langsam nach oben zur Decke und ziehen dabei die Zehen in Richtung Schienbein.

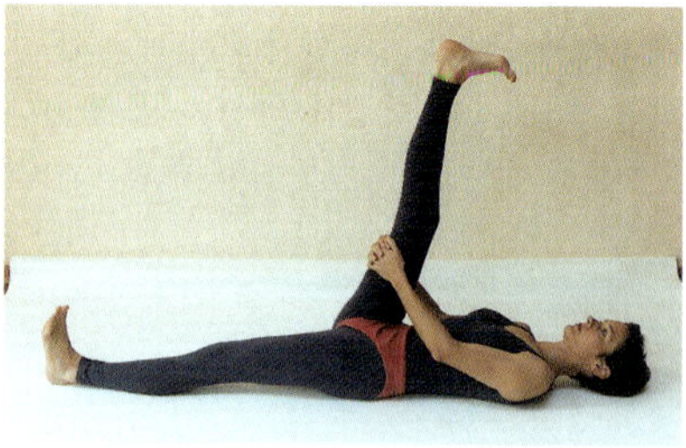

- Danach setzen Sie den Fuß auf und strecken das gedehnte Bein langsam aus.
- Wiederholen Sie diese Übung noch zwei Mal. Sie werden vermutlich spüren, dass dieses Bein jetzt mehr am Boden aufliegt und länger ist, als das ungedehnte Bein. Anschließend dehnen Sie das linke Bein.
- Achten Sie bei dieser Übung darauf, dass Sie Ihren Kopf nicht in den Nacken nehmen, sondern unverändert liegen lassen.

Übung ❷

Nun erhält die vordere Muskulatur Ihrer Oberschenkel eine angenehme Dehnung:

- Sie liegen auf der Seite, wobei Ihr Kopf entspannt auf Ihrem Oberarm oder auf einem Kissen ruht. Ziehen Sie das untere Knie so weit wie möglich zum Bauch, um bei der Übung nicht ins Hohlkreuz zu kommen.
- Winkeln Sie dann das obere Bein an und umfassen das Fußgelenk – dies ist schonender für das Gelenk als wenn man den Fußrücken umfasst. Falls Sie ihr Fußgelenk nicht fassen können, nehmen Sie wieder ein Handtuch zur Hilfe.

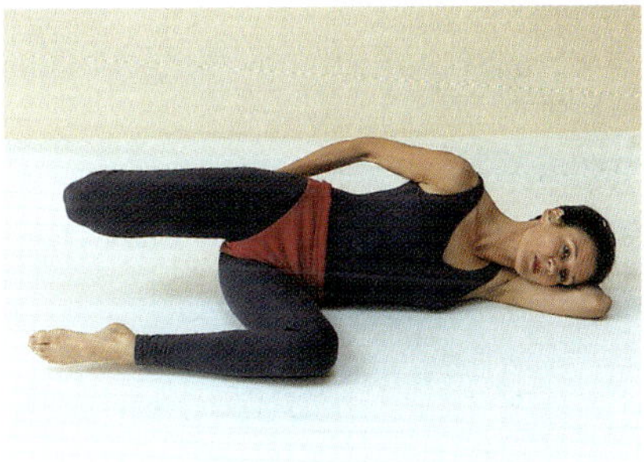

- Ziehen Sie nun den Oberschenkel sanft nach hinten, bis Sie die Dehnung in der Vorderseite des Oberschenkels spüren (siehe Abbildung).
- Anschließend dehnen Sie das andere Bein. Achten Sie darauf, dass das Bein parallel zum Boden bleibt, drehen Sie das Knie nicht nach innen oder außen. Es kommt nicht darauf an, die Ferse zum Po zu ziehen, sondern den Oberschenkel möglichst weit in eine Linie mit dem Rumpf zu bringen.

Übung ❸

Mit dieser Übung dehnen Sie die innere Muskulatur Ihres Oberschenkels :

- Sie liegen auf dem Rücken und ziehen nacheinander beide Knie auf den Bauch. Fassen Sie von innen in die Kniekehlen und strecken Sie die Beine langsam in Richtung Decke.

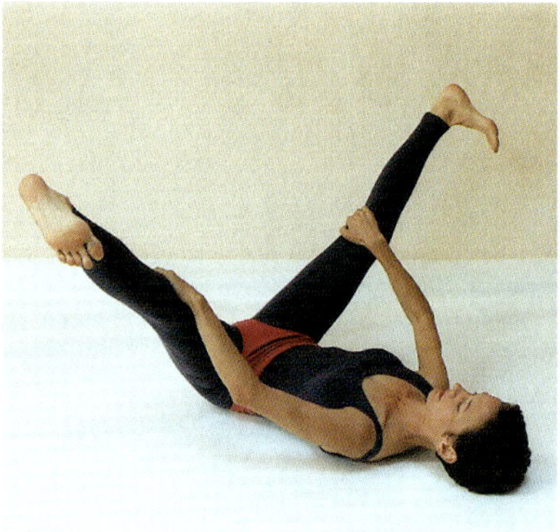

- Lassen Sie dann langsam die Beine nach außen sinken, und zwar so weit, bis Sie die Dehnung an den Innenseiten der Oberschenkel spüren. Achten Sie darauf, dass Ihre Beine über dem Rumpf bleiben, damit kein Hohlkreuz entsteht. Die Knie können etwas gebeugt sein, wenn Ihnen die vollständige Streckung unangenehm ist und Schmerzen bereitet.

Übung ❹

Nun folgt die Dehnung der Hüftbeuger:

- Gehen Sie dazu in den halben Kniestand, wobei die vordere Ferse unter dem Knie steht, so dass Ober- und Unterschenkel einen rechten Winkel bilden.
- Schieben Sie das hintere Knie so weit zurück, bis es hinter dem Hüftgelenk steht, das heißt der hintere Oberschenkel schräg nach hinten zeigt, aber der vordere Unterschenkel noch immer senkrecht steht!

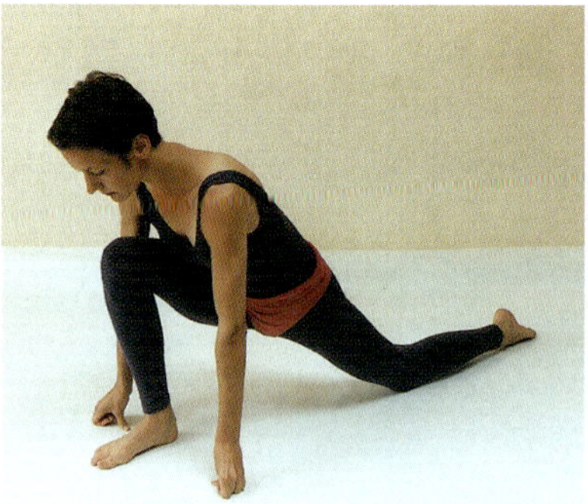

- Verlagern Sie vorsichtig das Gewicht auf den vorderen Fuß bis die Dehnung im Hüftbeuger, also in der Leiste des hinteren Beins zu spüren ist.

- Danach wechseln Sie die Beinstellung und dehnen die Hüftbeuger der anderen Körperseite.

Wenn Sie Probleme mit Ihren Knien haben, unterpolstern Sie das Standknie mit einem Kissen. Falls Sie dennoch Beschwerden spüren, verzichten Sie ganz auf die Übung.

Übung ❺

Im Stand werden jetzt die großen Brustmuskeln gedehnt:

- Stellen Sie sich seitlich zur Wand. Die Füße stehen in Schrittstellung, der Fuß zur Wand steht vorn. Legen Sie die Handfläche und den Unterarm an die Wand. Ober- und Unterarm bilden einen rechten Winkel.
- Ziehen Sie die zur Wand gerichtete Schulter nach unten. Richten Sie das Becken auf, verlagern Sie das Gewicht langsam nach vorn und drehen Sie sich aus der Schulter heraus etwas von der Wand weg (siehe Abbildung).
- Die Dehnung sollten Sie als angenehmes Ziehen von der Schulter bis zum Brustbein spüren. Achten Sie darauf, dass Ihr Becken aufgerichtet bleibt, damit kein Hohlkreuz entsteht.
- Falls Sie keine Dehnung spüren, kontrollieren Sie, ob die zur Wand zeigende Schulter wirklich nach unten gezogen ist.
- Wechseln Sie zur anderen Körperseite.

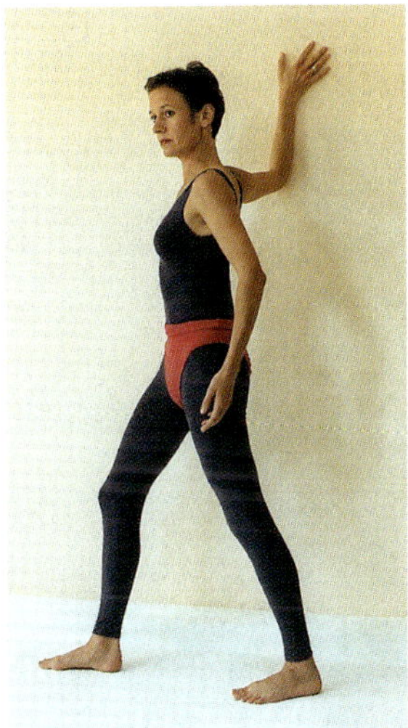

Das Entspannen

Ideal ist es, wenn Sie sich nach den Aufwärm-, Dehn- und Kräftigungsübungen noch ein wenig Zeit zum Entspannen nehmen. Schon drei bis fünf Minuten reichen aus, damit Sie in einen wohligen, angenehmen Entspannungszustand kommen (natürlich dürfen Sie sich auch länger entspannen!).

Während dieser Ruhephase sollte Sie nichts stören, Ihnen nichts unangenehm sein oder gar weh tun. Wenn doch, ändern Sie Ihre Lage so, dass Sie bequemer liegen.
Gerade beim Entspannen ist es wichtig, ruhig und gleichmäßig zu atmen. Doch lassen Sie sich bei der anschließenden Übung nicht durch die nun etwas andere Atemtechnik verunsichern. Denn bisher haben Sie immer mit der Ausatmung die Anspannung aufgebaut, jetzt entspannen Sie sich beim Ausatmen.

So können Sie richtig loslassen

- Sie liegen bequem auf dem Rücken und setzen Ihre Füße auf. Denn mit aufgestellten Füßen liegt der untere Rückenbereich besser auf der Unterlage als mit liegenden, gestreckten Beinen. Besonders angenehm ist es, wenn Sie sich ein großes Kissen unter die Kniekehlen legen. So müssen Sie Ihre Beine nicht halten, sondern können entspannt aufliegen. Wenn Sie möchten, lassen Sie die Knie nach außen sinken.
- Nun schließen Sie Ihre Augen und lassen den Unterkiefer sinken. Ihr Mund ist frei von Spannungen und leicht geöffnet. Mit dem Unterkiefer und Mund entspannt sich auch Ihr Beckenboden.
- Ihr Atem fließt ruhig und gleichmäßig. Lassen Sie nach jedem Ausatmen eine Atempause entstehen, bis die Einatmung von selbst zurückkehrt. Mit jedem Ausatmen entspannt sich der Körper ein wenig mehr... er wird immer schwerer und sinkt auf die Unterlage. Spüren Sie die Atembewegungen Ihres Körpers!
- Legen Sie beide Hände behutsam oben auf den Brustkorb unterhalb der Schlüsselbeine. Atmen Sie dorthin, wo Sie die Hände spüren: mit der Einatmung hebt sich dieser Bereich an und schiebt die Hände etwas hoch. Mit dem Ausatmen sinkt der Brustkorb wieder zusammen und es entsteht eine kleine Atempause. Warten Sie ab, bis die Einatmung ganz natürlich von selbst wiederkehrt.
- Nach einigen Atemzügen legen Sie die Hände seitlich an die unteren Rippen, auf den oberen Bauch, auf den unteren Bauch und dann eine Hand an den Beckenboden. Lassen Sie die Hände jeweils einige Atemzüge an den verschiedenen Stellen liegen. Versuchen Sie, in die jeweiligen Körperteile hineinzuatmen.

➡ Zum Abschluss legen Sie die Hände auf die Bauchmitte oder neben den Körper. Spüren Sie, wie sich Ihr Körper jetzt anfühlt! Nehmen Sie die Atembewegungen im Brustkorb, im Bauch und im Beckenboden wahr, ohne die Atmung zu beeinflussen.

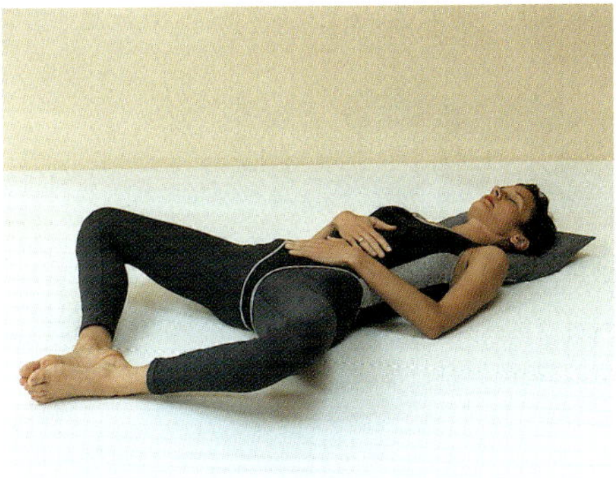

➡ Wenn Sie die Entspannung abschließen, strecken Sie sich lang aus und atmen tief ein. Ballen Sie dabei Ihre Hände zu Fäusten, kneifen Sie die Augen fest zusammen, halten Sie einen kurzen Moment die Luft an und lösen Sie die Spannung mit dem Ausatmen.

Das Zehn-Minuten-Training für jeden Tag

Schon zehn Minuten täglich genügen, um die Muskeln Ihres Beckenbodens zu stärken und körperlich fit zu bleiben. Aus diesem Grund habe ich Ihnen im Folgenden ein Übungsprogramm zusammengestellt, das Sie jeden Tag mühelos in Ihren Alltag einbauen können: Vor oder nach der Morgentoilette, am Nachmittag oder abends vor dem Zubettgehen – finden Sie Ihre ideale Zeit, in der Sie am besten und ungestört üben können.

Das Übungsprogramm

Das Programm beginnt mit einer kurzen Vorbereitungsphase, an die sich die Kräftigungsübungen anschließen. Allgemein gelten für alle Übungen folgende Regeln:

- Bauen Sie immer zuerst die Spannung des Beckenbodens mit dem Ausatmen auf.
- Halten Sie die Anspannung bei jeder Übung sechs bis zehn Sekunden lang aufrecht.
- Atmen Sie während der Anspannung gleichmäßig weiter.
- Danach folgt die Entspannung, die mindestens zehn bis fünfzehn Sekunden dauern sollte.
- Wiederholen Sie anfangs jede Übung drei Mal.

Natürlich können Sie sich auch von Anfang an Ihr eigenes Trainingsprogramm mit den Übungen zusammenstellen, die Ihnen ganz besonders gut bekommen sind. Ich empfehle Ihnen anfangs eine kleine, kurze Übungsfolge, die Sie so lange durchführen, bis Sie sie auswendig beherrschen. Wenn sie mehr trainieren möchten, steigern Sie einfach die Anzahl der Wiederholungen. Später können Sie dann neue Übungen hinzunehmen oder nach und nach durch anspruchsvollere Varianten ersetzen.

Achten Sie darauf, dass Sie außer dem Beckenboden nicht nur den Rücken oder nur den Bauch, sondern möglichst den ganzen Körper trainieren. Außerdem ist es sinnvoll, dass Sie sich mehrere Übungen aussuchen, die in gleicher Position (also liegend, sitzend oder an der Wand) ausgeführt werden.

Die Vorbereitung

- Legen Sie sich bequem auf den Rücken und strecken Sie sich zwei- bis dreimal genüsslich aus: Ziehen Sie Ihren Körper mit der Einatmung lang auseinander und entspannen Sie sich wieder mit der Ausatmung.
- Danach setzen Sie nacheinander die Füße auf und konzentrieren sich auf Ihren Beckenboden und Atemrhythmus: Atmen Sie tief in den Bauch und in den Beckenboden hinein.

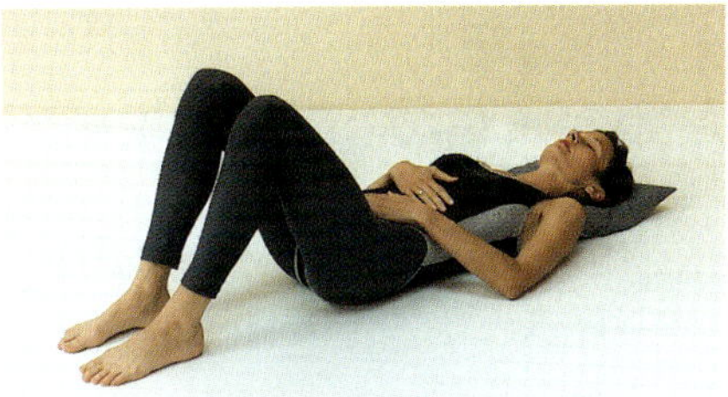

Die Basis: Muskeln spüren und beeinflussen

Beginnen Sie mit der Basisübung:

Schritt ❶ Spannen Sie mit dem Ausatmen einmal nur die äußere Muskelschicht des Beckenbodens um Harnröhre, Scheide und After an.

Schritt ❷ Spannen Sie mit dem Ausatmen nochmals die äußere Muskelschicht an, ziehen Sie die Sitzknochen zueinander und den Beckenboden in den Körper hoch.

- Dann führen Sie diese Basisübung drei Mal mit der richtigen Atemtechnik aus: mit dem Ausatmen bauen Sie die Spannung schichtweise auf und richten gleichzeitig das Becken auf. Atmen Sie gleichmäßig weiter während Sie die Spannung sechs bis zehn Sekunden halten (siehe Abbildung). Lassen Sie die Knie in den Entspannungsphasen sanft nach rechts und links sinken.

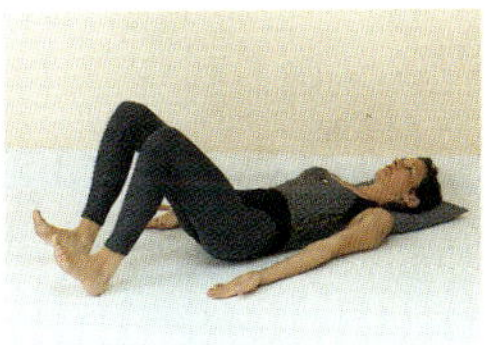

Der Aufbau: Muskeln trainieren und stärken

A 5

Bei dieser Übung trainieren Sie den Beckenboden, die Muskulatur des unteren Rückens, den Po und die rückwärtige Oberschenkelmuskulatur. Wenn Sie zusätzlich während der Übung Schultern, Arme und Handrücken in den Boden drücken, dann stärken Sie außerdem noch die Muskulatur des oberen Rückenbereichs sowie die Armmuskeln.

Sie liegen auf dem Rücken, die Arme sind neben dem Körper abgelegt. Die Handflächen zeigen nach oben.

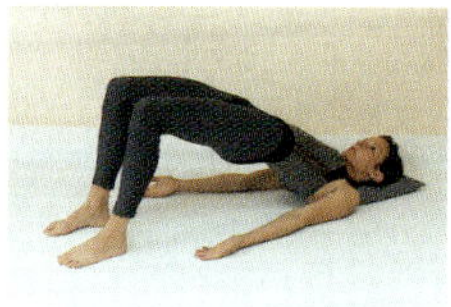

- Spannen Sie mit dem Ausatmen den Beckenboden schichtweise an und richten Sie das Becken auf. Dann heben Sie das Becken an, bis der Körper von den Knien bis zur Schulter eine gerade Linie bildet (siehe Abbildung).
- Halten Sie die Spannung vier bis sechs Sekunden lang und atmen Sie dabei gleichmäßig weiter.
- Danach legen Sie den Rücken und das Becken mit dem Ausatmen Wirbel für Wirbel wieder ab. Sobald Ihr Kreuzbein am Boden liegt, lassen Sie zur Entspannung die Knie langsam nach rechts und links schaukeln.

F 6

Außer dem Beckenboden trainieren Sie nun Ihre Bein- und vor allem die geraden Bauchmuskeln.
Sie liegen auf dem Rücken, ziehen die Knie nacheinander auf den Bauch und kreuzen die leicht angewinkelten Beine.

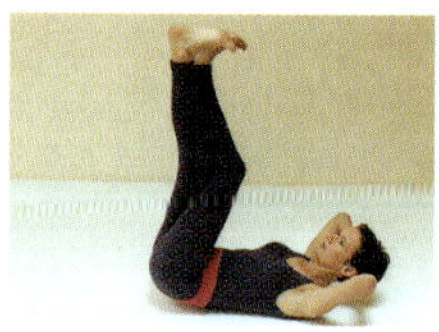

- Mit dem Ausatmen spannen Sie den Beckenboden schichtweise an und drücken die Beine gegeneinander. Mit dem nächsten Ausatmen heben Sie Kopf, Arme und Schultern etwas vom Boden an (siehe Abbildung).
- zur Entspannung senken Sie Ihre Unterschenkel, setzen die Füße nacheinander auf und atmen tief in den Beckenboden und in den Bauch hinein.
- Nach zwei Wiederholungen strecken Sie sich lang am Boden aus.

- Wenn Sie zusätzlich Ihre schrägen Bauchmuskeln kräftigen wollen, können Sie drei Mal diagonal hochkommen, wobei Sie natürlich auch dabei zuerst wieder Ihren Beckenboden anspannen

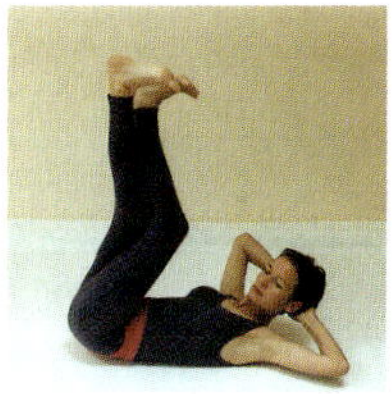

A 7

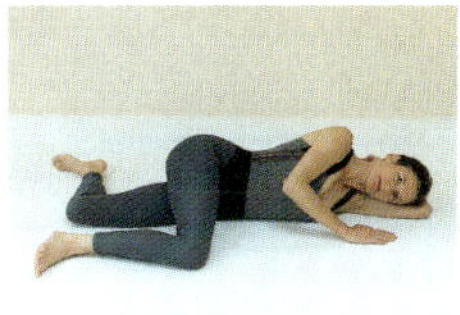

Rollen Sie sich auf die Seite, legen Sie das obere Bein angewinkelt nach vorn ab und den Unterschenkel des unteren Beins nach hinten. Mit der oberen Hand stützen Sie sich auf Schulterhöhe ab (siehe Abbildung oben).

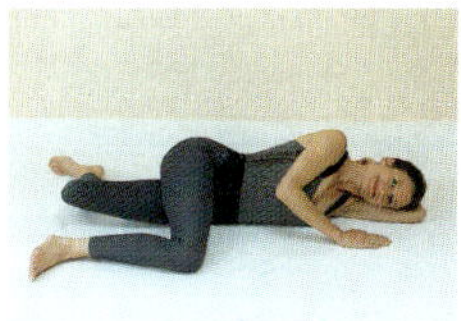

Mit dem Ausatmen spannen Sie den Beckenboden an und heben das untere beziehungsweise hintere Knie ein wenig an. Drücken Sie das vordere Knie dabei in den Boden (siehe Abbildung unten). Nachdem Sie dies drei Mal ausgeführt haben, wechseln Sie die Beinstellung und üben mit dem anderen Bein.

Der Abschluss: Entspannen und Nachspüren

Zum Schluss legen Sie sich auf den Rücken und machen sich ganz lang – strecken und rekeln Sie sich. Dann schütteln Sie Ihre Beine und Arme aus. Anschließend rollen Sie das Becken ganz locker nach links und rechts. Bleiben Sie nun noch eine Weile ruhig auf dem Rücken liegen und spüren Sie den Veränderungen im Körper nach. Atmen Sie ruhig und genießen Sie Ihr neues Körpergefühl.

Das 30-Minuten-Trainingsprogramm mit dem Sitzball

In den letzten Jahren haben sich viele, von Rückenschmerzen geplagte Patienten einen Sitzball angeschafft, da er in den Medien als ideales Sitzmöbel angepriesen und von einigen Krankenkassen als kostenloses Werbegeschenk vergeben wurde.

Nun hat der Sitzball tatsächlich einige gesundheitliche Vorteile: Durch das ständige Ausbalancieren sitzt man dynamisch und nicht starr. Dadurch werden die Rumpfmuskeln trainiert sowie das Gleichgewichtsgefühl und das Koordinationsvermögen geschult. Als Sitzmöbel sollte man ihn aber nicht über einen längeren Zeitraum hin benutzen, weil der Rücken sich nicht, wie bei einem Stuhl mit Rückenlehne, entspannen kann.

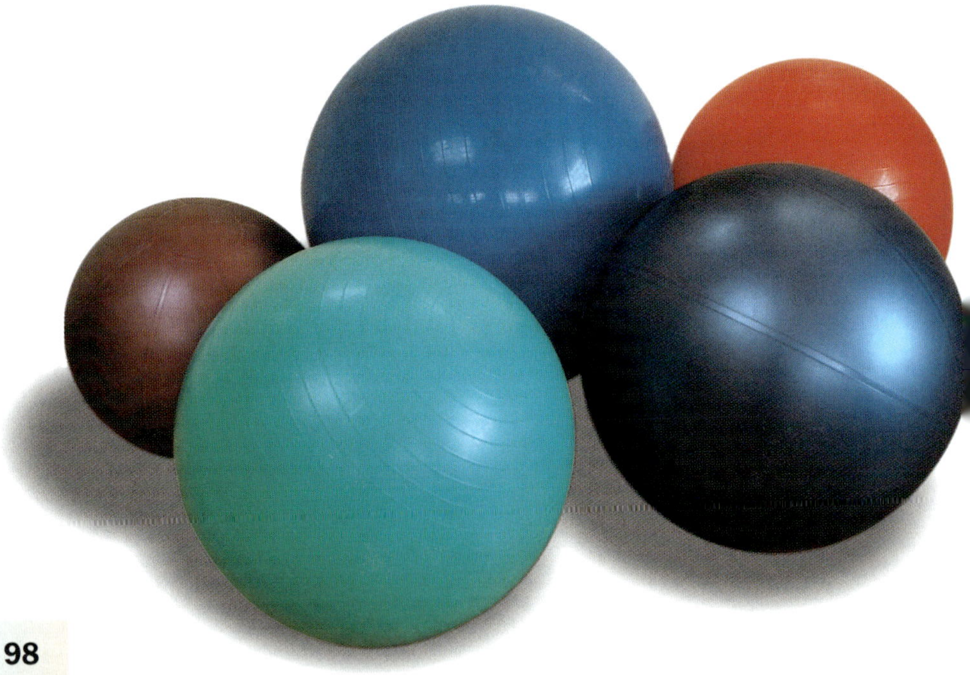

Zum Trainieren gut geeignet

Für Gymnastikübungen ist der Sitzball jedoch ideal. Denn er bietet zahlreiche Übungsmöglichkeiten, von denen ich Ihnen hier nur einen kleinen Teil vorstellen kann. Den Teilnehmer/innen meiner Kurse machen die Ballübungen besonders viel Spaß – vielleicht auch deshalb, weil sie durch den Umgang mit dem Ball etwas von der Anstrengung der Übungen abgelenkt sind.

Falls Sie die Absicht haben, sich einen Sitzball anzuschaffen, sollten Sie unbedingt auf die für Sie richtige Größe achten! Machen Sie eine Sitzprobe: Wenn Sie auf dem Ball sitzen, sollten die Oberschenkel – genau wie bei einem Stuhl – waagerecht sein oder zu den Knien hin etwas abfallen. Die Größe des Balls kann durch die Stärke des Aufpumpens etwas reguliert werden.

Die Vorbereitung

Setzen Sie sich auf den Ball und stellen Sie die Füße schulterbreit auseinander mit den ganzen Sohlen auf. Die Füße stehen einige Zentimeter vom Ball entfernt. Nehmen Sie die aufrechte Sitzhaltung ein und bewegen Sie das Becken – ohne jedoch im Rücken rund zu werden – nach rechts und links, vor und zurück und im Kreis (beide Richtungen).

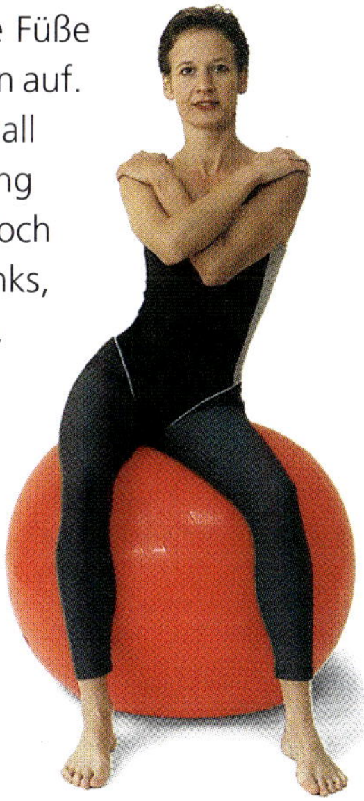

Die Basisübung auf dem Ball

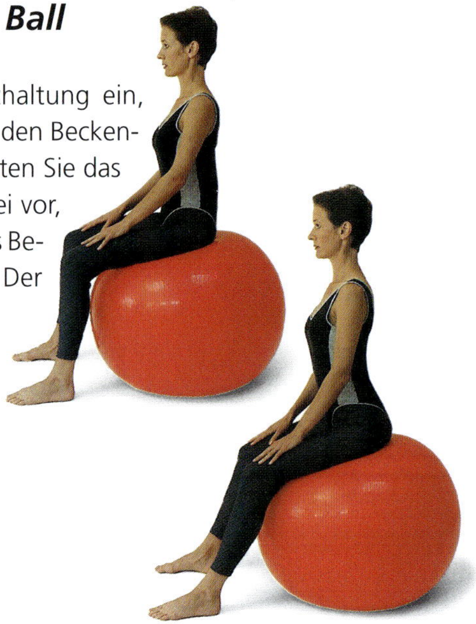

- Nehmen Sie die aufrechte Sitzhaltung ein, spannen Sie mit der Ausatmung den Beckenboden schichtweise an, und richten Sie das Becken auf. Stellen Sie sich dabei vor, dass Sie den Ball mit der Kraft des Beckenbodens nach vorn ziehen. Der Ball rollt dabei etwas vor.
- Mit dem Einatmen kippen Sie das Becken, wobei sich der Beckenboden entspannt und der Ball wieder zurückrollt.

Der Aufbau: Muskeln trainieren und stärken

Damit Sie beim anschließenden Üben alles richtig machen, hier ein paar grundlegende Hinweise, die Sie bei jeder Übung beachten sollten:

- Alle folgenden Kräftigungsübungen beginnen immer mit der oben beschriebenen Basisübung. Damit bei den jeweiligen Übungen deutlich wird, an welcher Stelle Sie mit der Anspannung beginnen sollten, wird der Hinweis bei diesen Übungen nochmals erwähnt.
- Halten Sie die Spannung grundsätzlich sechs bis zehn Sekunden lang aufrecht und atmen Sie dabei gleichmäßig weiter.
- Beginnen Sie mit drei Wiederholungen pro Übung, wobei Sie sich nach einer Weile natürlich auch noch steigern dürfen.

Übung ❶

Mit dieser Übung trainieren Sie den Beckenboden und die Beinmuskulatur.

➡ Sie liegen auf dem Rücken und legen nun nacheinander die Unterschenkel auf den Ball. Ziehen Sie den Sitzball ganz dicht an Ihre Oberschenkel heran. Spannen Sie nun den Beckenboden mit dem Ausatmen an, die Zehen zeigen zu den Schienbeinen und die Fersen werden in den Ball gedrückt. Dabei ziehen Sie den Ball so fest wie möglich an die Oberschenkel und den Po. Das Becken richtet sich dabei automatisch auf.

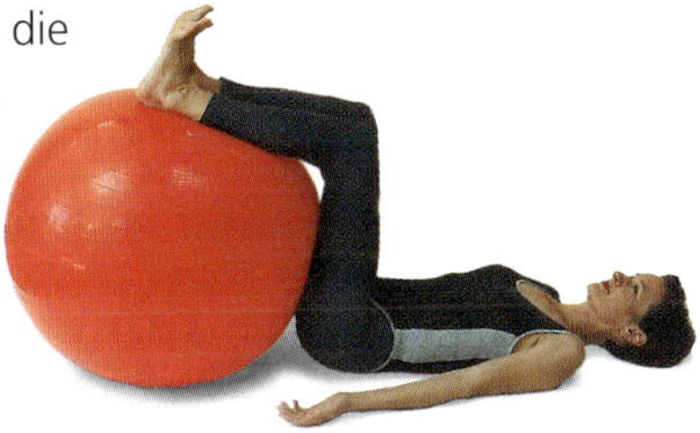

Übung ❷

Nun kräftigen Sie zusätzlich Ihre geraden Bauchmuskeln.

➡ Bauen Sie zunächst die Grundspannung wie bei Übung 1 auf. Dann falten Sie Ihre Hände am Hinterkopf und ziehen die Ellenbogen nach hinten. Beim nächsten Ausatmen heben Sie Kopf, Arme und Schultern gleichzeitig leicht an.

➡ Anschließend entspannen Sie sich, indem Sie leicht nach rechts und links rollen.

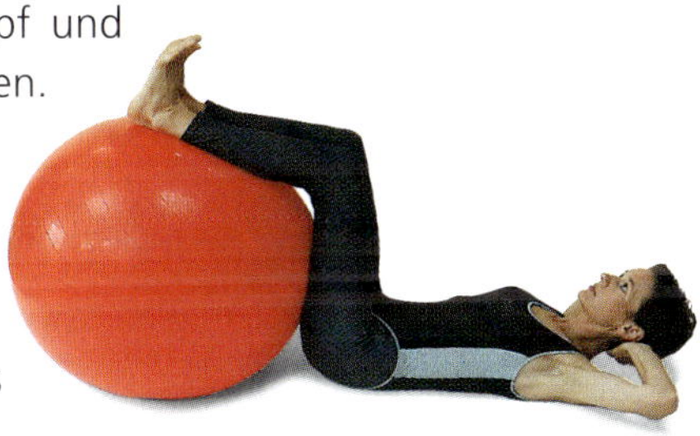

Wichtig ist, dass Ihr Nacken lang und Ihre Ellenbogen nach hinten gezogen bleiben. Und der Bauch wölbt sich nicht vor!

Übung ❸

Sie befinden sich in gleicher Ausgangsposition, haben die Grundspannung aufgebaut, aber kommen nun diagonal hoch. So trainieren Sie auch Ihre schräg verlaufenden Bauchmuskeln. Führen Sie die Übung erst zur einen, dann zur anderen Seite hin aus.

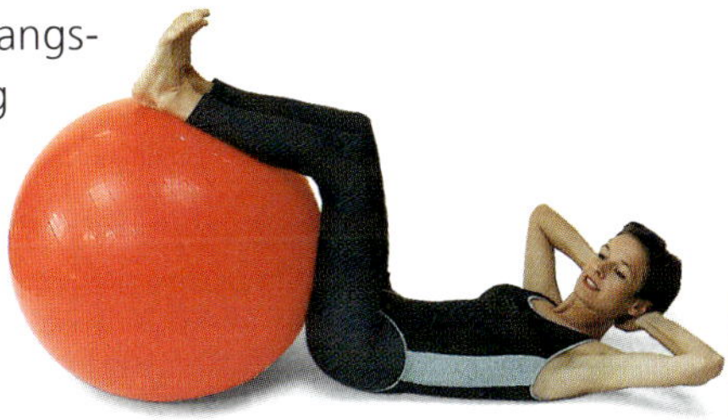

Übung ④

Diese Übung ist ein optimales und umfassendes Training für Ihre Bein-, Beckenboden-, Gesäß- und Bauchmuskeln.

- Ziehen Sie den Ball wieder ganz an Ihre Oberschenkel heran. Während das rechte Bein angewinkelt auf dem Ball liegen bleibt, ziehen Sie das linke Knie auf den Bauch und setzen die linke Sohle möglichst nah neben dem rechten Knie gegen den Ball.

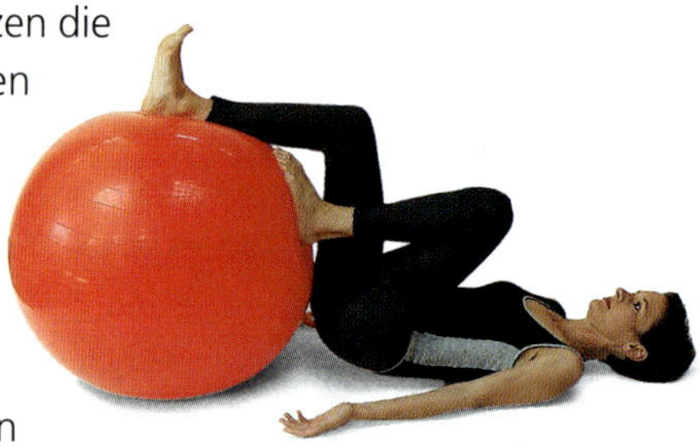

- Danach spannen Sie mit dem Ausatmen den Beckenboden an, ziehen mit dem rechten Bein den Ball so fest wie möglich an den Oberschenkel heran und drücken ihn gleichzeitig mit der linken Sohle von sich weg. Der Po hebt sich dabei leicht vom Boden ab.
- Führen Sie die Übung auch dreimal mit gegengleicher Beinstellung aus: mit dem linken Bein den Ball an den Körper heranziehen und mit dem rechten wegdrücken.

Übung ⑤

Mit dieser Übung trainieren Sie außer dem Beckenboden auch die rückwärtige Beinmuskulatur, den Po und die Muskeln des unteren Rückenbereichs. Und wenn Sie zusätzlich Ihre Handrücken, Arme und Schultern fest in den Boden drücken, erreichen Sie mehr Stabilität und gleichzeitig auch noch eine Kräftigung des oberen Rückens.

- Legen Sie zunächst wieder beide Unterschenkel auf den Ball. Spannen Sie zuerst mit dem Ausatmen den Beckenboden an, dann den Po. Nun heben Sie das Becken so weit an, bis der Körper von den Füßen bis zu den Schultern eine Linie bildet.

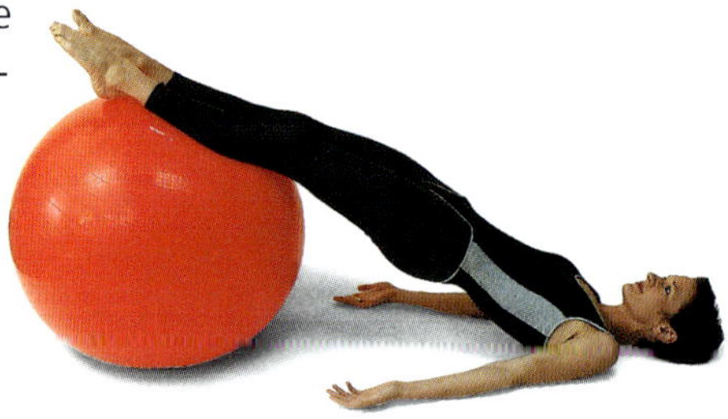

Übung ❻

Auch bei dieser Übungen werden eine ganze Reihe von Muskeln trainiert und stark gemacht: Beckenboden, Beine, Po und Rücken.

- Legen Sie sich bäuchlings auf den Ball, wobei Ihre Zehen zunächst noch Bodenkontakt behalten. Der Ball liegt unter dem Bauch und den Oberschenkeln. Nun setzen Sie Ihre Handflächen schulterbreit auf den Boden und heben beide Beine so weit an, bis Rumpf und Beine eine Linie bilden. Ziehen Sie die Zehen in Richtung Schienbein, spannen Sie den Beckenboden an und pressen Sie zusätzlich die Beine und Füße zusammen.
- Bei dieser Übung sollten Sie besonders darauf achten, dass Ihr Nacken lang bleibt und Rumpf und Beine eine Linie bilden.

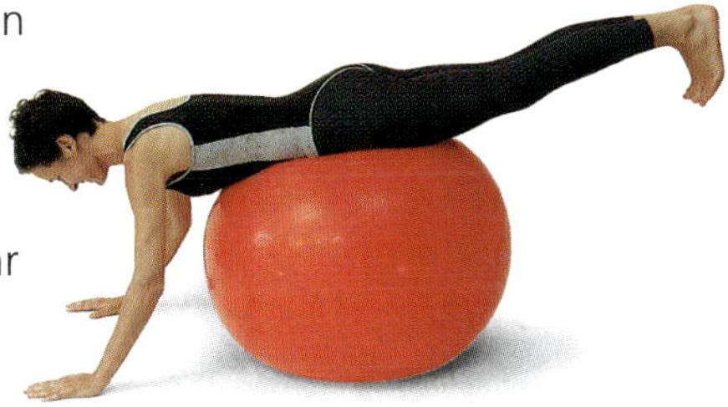

Übung ❼

Nun trainieren Sie neben dem Beckenboden wieder die Muskeln von Beinen, Po und Rücken, aber auch die Muskulatur von Schultern und Armen.

- Sie befinden sich in gleicher Ausgangslage wie bei Übung 6, beugen jetzt aber zusätzlich die Arme wie zur Liegestütz. Dabei bewegt sich Ihr Kopf Richtung Boden und die Füße in Richtung Decke.
- Achten Sie wieder darauf, dass Ihr Körper bei der Übung in einer Linie bleibt, also den Kopf nicht in den Nacken nehmen.
- Lassen Sie Ihre Hüft- und Kniegelenke gestreckt, so dass die Beine in einer Linie mit dem Rumpf bleiben.

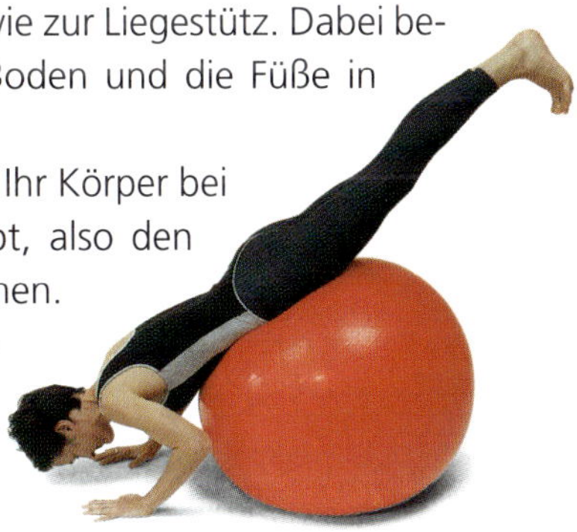

Übung 8

Da diese Übung etwas schwieriger ist, sollten Sie sie erst dann durchführen, wenn Sie schon einige Zeit mit dem Ball gearbeitet haben und sich sicher fühlen.

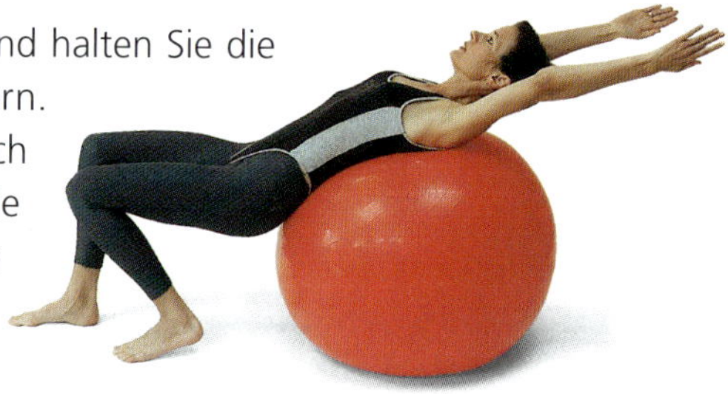

- Setzen Sie sich auf den Ball und halten Sie die Arme waagerecht nach vorn. Gehen Sie Schritt für Schritt nach vorn, führen Sie gleichzeitig die Arme nach hinten und legen Sie dabei den Rücken auf dem Ball ab.
- Der Ball wandert langsam den Rücken hoch, bis er unter dem Kopf und den Schultern liegt. Oberschenkel und Rumpf bilden eine Linie, die Fersen stehen unter den Knien. Spannen Sie jetzt den Beckenboden an und schieben Sie das Becken hoch in Richtung Decke.

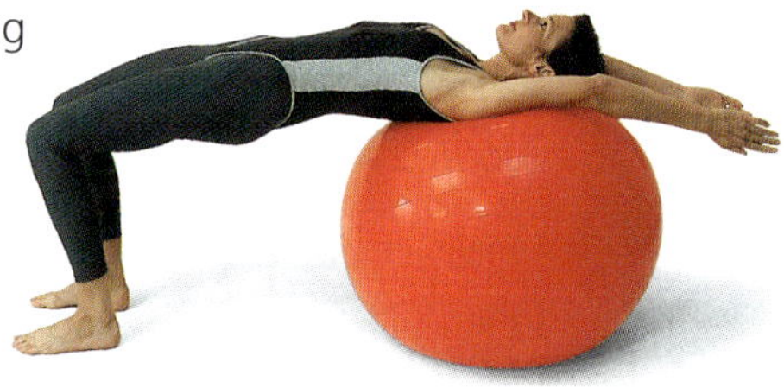

- Nach sechs bis zehn Sekunden senken Sie das Becken langsam ab, ziehen das Kinn zur Brust und nehmen die Arme nach vorne. Gehen Sie schrittweise wieder zurück, wobei Sie Ihren Rücken fest gegen den Ball drücken. So kommen Sie automatisch wieder zum Sitzen.

Der Abschluss: Entspannen und Nachspüren

Sie befinden sich in der so genannten »Stufenlagerung«, das heißt Sie liegen auf dem Rücken und Ihre Unterschenkel sind auf dem Ball abgelegt. Diese Haltung ist besonders für den Rücken wohltuend und entspannend. Schließen Sie Ihre Augen, legen Sie die Hände auf den Bauch und atmen Sie einige Male tief in den Bauch hinein. Spüren Sie, was sich in ihrem Körper durch die Übungen verändert hat.

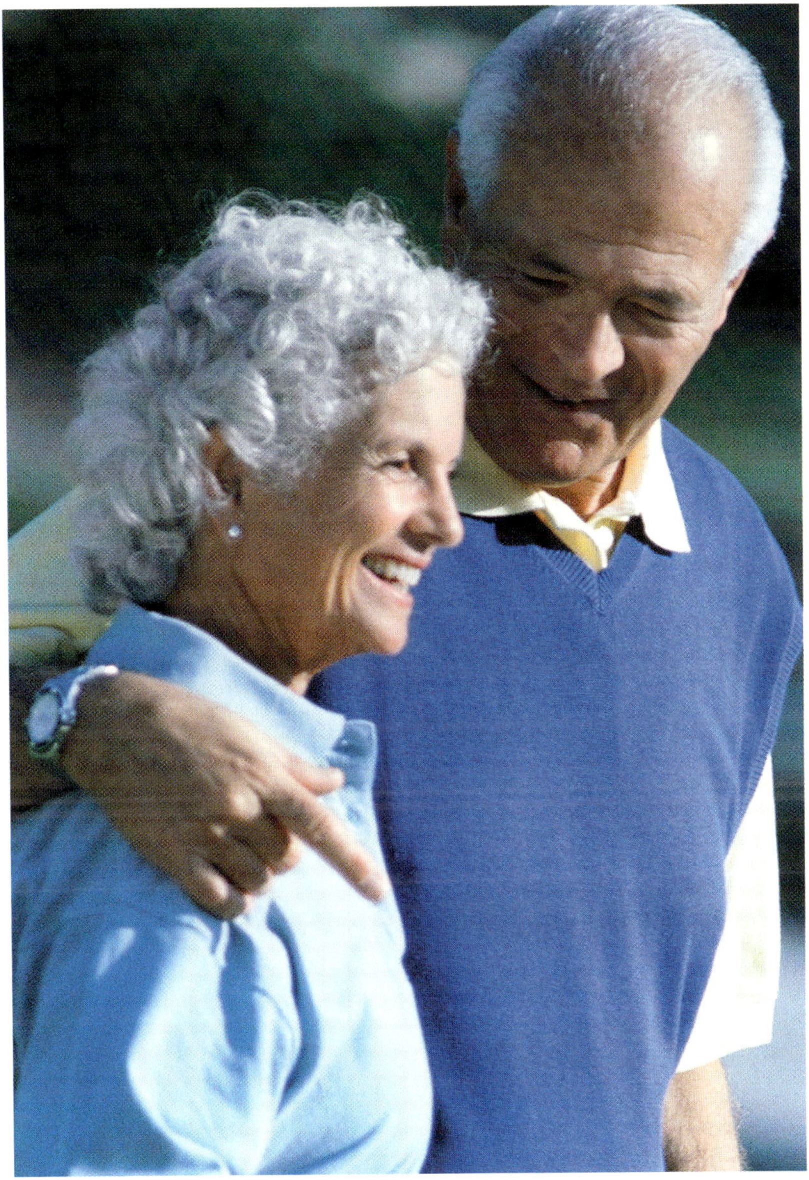

Anhang

Bücher, die Ihnen weiterhelfen

Kopp, Klaus F. Prof. Dr. med./ Brax, Lena: Was tun bei Blasenschwäche?
Trias – Georg Thieme Verlag, Stuttgart 1996

Kitchenham-Pec, Susanne/Bopp, Annette: Beckenbodentraining.
Trias – Georg Thieme Verlag, Stuttgart 1995

Höfler, Heike: Beckenbodengymnstik für Sie und Ihn.
BLV Verlagsgesellschaft mbH, München 1999

Häfelinger, Ulla: Gymnastik für den Beckenboden.
Meyer & Meyer Verlag, Aachen 1999

Adressen, die Ihnen weiterhelfen

Gesellschaft für Inkontinenzhilfe e. V. (GIH)
Friedrich-Ebert-Str. 124
34119 Kassel
Tel.: 05 61 / 78 06 04, Fax 05 61 / 77 67 70

Hilfe für Inkontinente Personen e. V.
Postfach 11 13 22
40513 Düsseldorf
Tel.: 02 11 / 59 21 27, Fax 02 11/ 59 24 94
Hier erhalten Sie Informationsmaterialien zur Inkontinenz, Beckenbodengymnastik und weiteren Themen

Kurse der Autorin

Inga Zeiß
»Die Rückenschule e. V.«
Hermannstr. 50
28201 Bremen
Tel.: 04 21 / 55 88 11, Fax 04 21 / 53 13 55
E-Mail: rueckenschule@gmx.de

Informationen über weitere Kurse zum Beckenboden-Training in Ihrer Umgebung erhalten Sie in den meisten Fällen auch von Ihrer Krankenkasse. Viele Kassen bieten sogar gegen ein geringes Entgelt oder kostenlos ein Beckenboden-Training an. Oder sie erstatten die Kurse anderer Anbieter zumindest teilweise.
Außerdem finden Sie Kurs-Angebote beim Gynäkologen, Urologen sowie in einigen krankengymnastischen Praxen.

Bildnachweis

Photo Disc/Nr. **18**: S. 10, 11, 12; Nr. **46**: S:15;
Georg Thieme Verlag: S. 27, 28, 29, 30, 31; Schwa-medico GmbH: S. 20;
Eye Wire: Active Retirement S. 105
Die Übungsfotos wurden von Stefanie Prahl angefertigt.

KILIAN

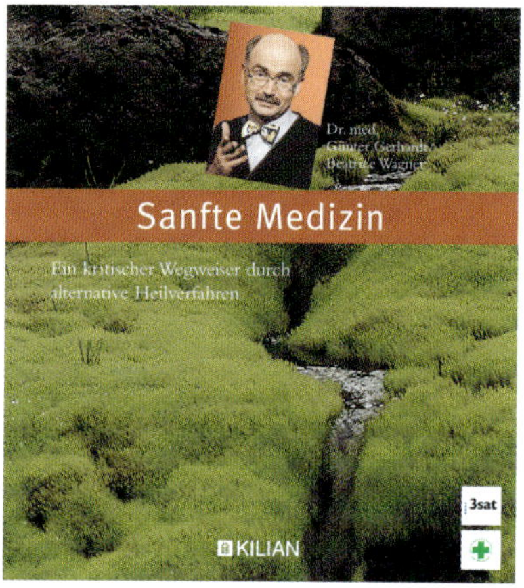

Dr. med. Günter Gerhardt,
Beatrice Wagner

Sanfte Medizin

Ein kritischer Wegweiser durch alternative Heilverfahren

ISBN 3-932091-55-8
271 Seiten, gebunden
durchgehend 4-farbig, 247 Abb.
36,- DM / 33,- sFr / 263,- öS

In dem unübersichtlichen Angebot an alternativen Heilverfahren kann sich der Laie nicht mehr orientieren. Wie wirkungsvoll ist eine neue Naturheil- oder Komplementärmethode wirklich? Mit dem Ratgeber »Sanfte Medizin« kann sich künftig jeder ein Urteil über alternative medizinische Verfahren bilden. Alle Themen dieses Bereichs sind übersichtlich gegliedert, verständlich präsentiert, die Stärken und Schwächen in der Anwendung sind herausgestellt.

KILIAN

Dr. med. Günter Gerhardt,
Beatrice Wagner

Wieder Lust an der Lust

Rat bei Sexualproblemen

ISBN 3-932091-56-6
136 Seiten, gebunden
29,90 DM / 27,50 sFr / 218,- öS

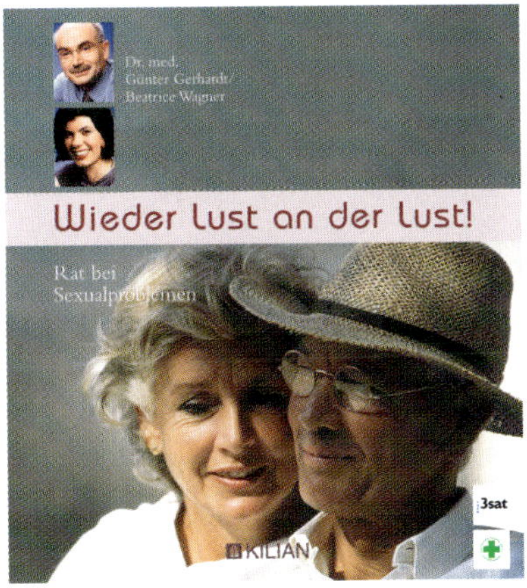

Sexualität ist keine Frage des Alters. Sie macht Spaß, wenn man nicht in Probleme, Ängste und Unsicherheiten verstrickt ist. Dieser Ratgeber bietet der nicht mehr ganz jungen Generation Hilfe in allen Bereichen der Sexualität. Er ist nicht nur informativ, sondern gleichzeitig unterhaltsam und animierend. Anhand von Fallbeispielen werden auch schwierige Themen angesprochen. Die Autoren geben konkrete und gelegentlich auch ungewöhnliche Ratschläge. Erklärungen aus medizinischer Sicht, Tipps, praktische Hinweise, Bücher und Adressen ergänzen das Angebot.

KILIAN

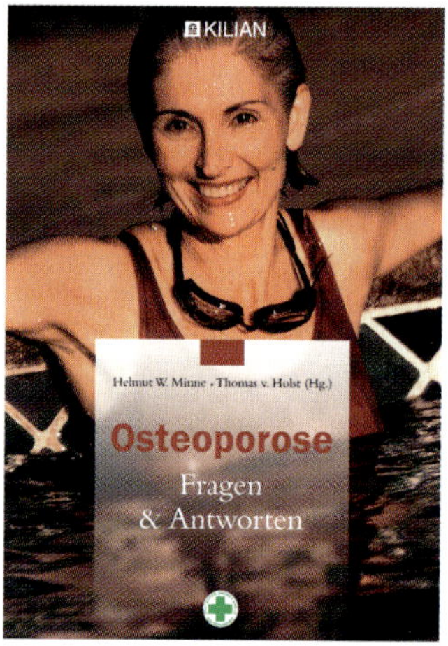

Helmut W. Minne
Thomas von Holst (Hg.)

Osteoporose

Fragen & Antworten

(2. überarb. Auflage)

ISBN 3-932091-58-2
ca. 140 Seiten, Broschur
29,90 DM / 27,50 sFr / 218,- öS

Nicht nur ältere Frauen sind von dieser Krankheit betroffen. Wie findet man heraus, wer betroffen ist? Was kann man tun, wenn Osteoporose diagnostiziert wird? Welche Therapiemöglichkeiten gibt es? Und vor allem: was kann wirksam präventiv getan werden? Diese und andere wichtige Patientenfragen werden in dem Ratgeber beantwortet. Die erste Auflage war nach kurzer Zeit vergriffen.

KILIAN

Helga Vollmer

Mann, bist du fit!

Gesund und vital bis ins hohe Alter

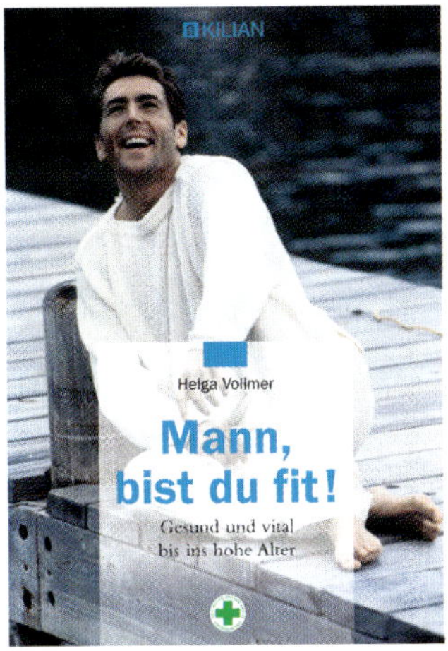

ISBN 3-932091-59-0
199 Seiten, Broschur
29,80 DM / 27,40 sFr / 218,- öS

Der »Mann im besten Alter« stirbt durchschnittlich acht Jahre früher als eine Frau, erleidet häufiger einen Herzinfarkt oder einen Schlaganfall. Auch Prostatabeschwerden nehmen in diesem Alter zu. Grund genug sich fit zu halten! Wie Männer das schaffen, steht in diesem Ratgeber. Aber nicht nur die bekannten »Männerkrankheiten« kommen zur Sprache: auch Übergewicht, Hautprobleme und hormonelle Umstellungen machen vielen Männern zu schaffen. Männer im besten Alter finden in diesem Buch viele Anregungen, ein physisch und psychisch gesundes Leben zu führen.

KILIAN

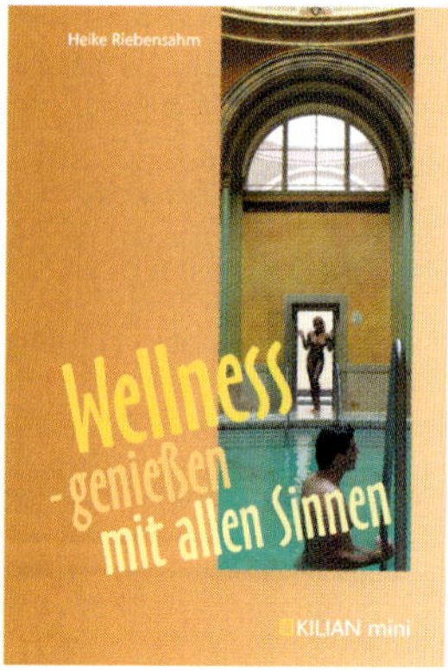

Heike Riebensahm

Wellness – genießen mit allen Sinnen

ISBN 3-932091-65-5
144 Seiten, Broschur
durchgehend 4-farbig, 34 Abb.
9,90 DM / 9,90 sFr / 72,- öS

In den letzten Jahren taucht der Begriff »Wellness« immer häufiger in den Medien auf und ist mittlerweile zum Modewort geworden. Vielen Menschen ist jedoch bis heute nicht bewusst, was für ein großes Spektrum Wellness umfasst, um sich und der Gesundheit etwas Gutes zu tun. Wellness-Oasen und Kurkliniken bieten hierbei für jeden ein individuell abgestimmtes Programm zur Regeneration und Erhaltung der körperlichen und geistigen Leistungsfähigkeit sowie zur Entspannung.
Kompakt und leicht verständlich werden in diesem Wellness-Führer zahlreiche Methoden beschrieben, die Sie auf dem Weg zum allgemeinen Wohlbefinden begleiten und effektiv unterstützen. Lernen Sie die vielfältigen Möglichkeiten, wie z.B. durch Bäder, Massagen, Entspannungstechniken und asiatische Heilmethoden (Ayurveda, Akupunktur, Shiatsu u.a.) kennen und erfahren Sie mit ihrer Anwendung ein völlig neues Körpergefühl. Körper und Geist werden es Ihnen danken!